Orthopedische Casuïstiek

Koos van Nugteren, Beek-Ubbergen, Nederland   *Serieredacteur*

Deze uitgave Oefenprogramma's voor schouderaandoeningen is een onderdeel van de reeks Orthopedische Casuïstiek.

Orthopedische Casuïstiek

In de boekenreeks van Orthopedische Casuïstiek wordt ieder onderwerp besproken aan de hand van patiëntencasuïstiek uit de dagelijkse praktijk.

De tekst is rijk geïllustreerd met educatieve tekeningen en foto's.

De bijlagen achterin het boek tonen handige overzichten van tests en oefeningen die van belang zijn voor de behandeling.

Het boek is in het bijzonder bestemd voor fysiotherapeuten, kinesitherapeuten, oefentherapeuten, huisartsen en orthopeden.

Bestellen

De uitgaven uit deze reeks zijn te bestellen via de boekhandel of rechtstreeks via de webwinkel van uitgeverij Bohn Stafleu van Loghum: ►www.bsl.nl

Serieredactie

De redacteur van Orthopedische Casuïstiek is Koos van Nugteren.

Serieredactie:
Koos van Nugteren

redacteuren:
Patty Joldersma
Jacintha Otten

Oefenprogramma's voor schouderaandoeningen

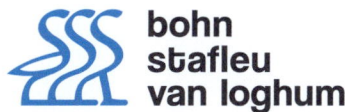

Houten 2018

ISSN 2468-6425 ISSN 2468-6433 (electronic)
Orthopedische Casuïstiek
ISBN 978-90-368-1923-7 ISBN 978-90-368-1924-4 (eBook)
DOI 10.1007/978-90-368-1924-4

© Bohn Stafleu van Loghum, onderdeel van Springer Media B.V. 2018
Alle rechten voorbehouden. Niets uit deze uitgave mag worden verveelvoudigd, opgeslagen in een geautomatiseerd gegevensbestand, of openbaar gemaakt, in enige vorm of op enige wijze, hetzij elektronisch, mechanisch, door fotokopieën of opnamen, hetzij op enige andere manier, zonder voorafgaande schriftelijke toestemming van de uitgever.

Voor zover het maken van kopieën uit deze uitgave is toegestaan op grond van artikel 16b Auteurswet j° het Besluit van 20 juni 1974, Stb. 351, zoals gewijzigd bij het Besluit van 23 augustus 1985, Stb. 471 en artikel 17 Auteurswet, dient men de daarvoor wettelijk verschuldigde vergoedingen te voldoen aan de Stichting Reprorecht (Postbus 3060, 2130 KB Hoofddorp). Voor het overnemen van (een) gedeelte(n) uit deze uitgave in bloemlezingen, readers en andere compilatiewerken (artikel 16 Auteurswet) dient men zich tot de uitgever te wenden.

Samensteller(s) en uitgever zijn zich volledig bewust van hun taak een betrouwbare uitgave te verzorgen. Niettemin kunnen zij geen aansprakelijkheid aanvaarden voor drukfouten en andere onjuistheden die eventueel in deze uitgave voorkomen.

NUR 894
Basisontwerp omslag: Studio Bassa, Culemborg
Automatische opmaak: Scientific Publishing Services (P) Ltd., Chennai, India

Bohn Stafleu van Loghum
Walmolen 1
Postbus 246
3990 GA Houten

www.bsl.nl

Voorwoord

Voor u ligt deel 27 van *Orthopedische Casuïstiek*. Dit deel heeft een andere opbouw dan u van ons gewend bent. De nadruk ligt op oefenprogramma's. In de loop van de jaren blijkt uit wetenschappelijk onderzoek steeds duidelijker dat de meeste aandoeningen van het bewegingsapparaat vragen om een actief beleid. Passieve vormen van therapie kennen weinig wetenschappelijke onderbouwing. Spieren, pezen, gewrichtsbanden en botten kunnen tot op hoge leeftijd in conditie worden gehouden door lichaamsbeweging, of, als er sprake is van degeneratieve aandoeningen, kunnen ze door oefeningen worden versterkt. In het boek worden talrijke concrete voorbeelden gegeven van schouderoefeningen die gebruikt kunnen worden in de fysiotherapeutische, kinesiotherapeutische of oefentherapeutische praktijk.

Uiteraard ontbreekt de casuïstiek niet. In dit boek wordt van de meest voorkomende schouderaandoeningen een voorbeeldcasus beschreven met daarin de meest gebruikelijke symptomen, bevindingen bij het functieonderzoek en toegevoegde tests. Wie de juiste handvatting wil nakijken of wil weten hoe een bepaalde test uitgevoerd moet worden, kan daarvan duidelijke beschrijvingen en illustraties vinden in de bijlagen achterin het boek.

Dit alles maakt deze uitgave zeer geschikt als leerboek voor opleidingen en als naslagwerk voor therapeuten die hun kennis van een bepaalde schouderaandoening willen opfrissen. En uiteraard vormt het boek een handig naslagwerk voor mensen die op zoek zijn naar geschikte schouderoefeningen. De oefeningen in dit boek dienen als richtlijn te worden gezien en niet als standaardoefeningen die allemaal voor iedere patiënt geschikt zijn. De keuze van de oefening en de dosering ervan zijn namelijk zeer afhankelijk van de leeftijd van de patiënt, de ernst van de aandoening en het type sport dat de patiënt nog wil beoefenen.

Voor wie dieper op een bepaald onderwerp in wil gaan, bestaan er nog altijd 26 voorgaande uitgaven met daarin leerzame hoofdstukken over de meest voorkomende aandoeningen van het bewegingsapparaat. Abonnees (ook nieuwe abonnees) van Orthopedische Casuïstiek kunnen de 26 voorgaande uitgaven zonder extra kosten online raadplegen.

Voor wat de schouderpathologie betreft, is er veel extra informatie, al of niet online, te vinden in:
- Onderzoek en behandeling van schouderaandoeningen.
- Onderzoek en behandeling van sportblessures van de schouder.
- Onderzoek en behandeling van kunstgewrichten: bovenste extremiteit.
- Onderzoek en behandeling van tendinose.
- Onderzoek en behandeling van zenuwcompressie.
- Onderzoek en behandeling van het bewegingsapparaat bij ouderen.

- **Redactiewisseling**

Na ruim 15 jaren van prettige samenwerking met Dos Winkel is de redactie van dit boek verjongd. Patty Joldersma en Jacintha Otten hebben een belangrijke bijdrage geleverd aan de totstandkoming van dit boek.

Ik besluit dit voorwoord met speciale dank aan Dos Winkel voor alles wat ik van hem geleerd heb en vooral ook voor zijn bijzondere bijdrage aan het vak fysiotherapie!

Koos van Nugteren

Inhoud

1	**Ligamentletsel van het acromioclaviculaire gewricht**	1
	Patty Joldersma en Koos van Nugteren	
1.1	**Voorbeeldcasus**	2
1.1.1	Bevindingen bij onderzoek, een week na het trauma	2
1.2	**Bespreking**	2
1.2.1	Symptomatologie	3
1.3	**Anatomie**	4
1.4	**Classificatie**	5
1.5	**Therapie**	5
1.5.1	Brace	6
1.5.2	Het acromioclaviculaire gewricht tapen	6
1.5.3	Oefentherapie	7
1.6	**Nadere informatie**	10
	Literatuur	10
2	**Oefenprogramma acromioclaviculair letsel**	11
	Patty Joldersma	
2.1	**Opbouw van het oefenprogramma**	12
2.2	**Oefeningen van de schoudergordel**	12
2.3	**Passieve en geleid actieve oefeningen voor de elevatie van de arm**	13
2.4	**Semigesloten ketenoefeningen**	14
2.5	**Actieve bewegingen**	16
2.6	**Geslotenketenoefeningen**	17
2.7	**Openketenoefeningen**	20
3	**Frozen shoulder (capsulitis adhaesiva)**	23
	Patty Joldersma	
3.1	**Voorbeeldcasus**	24
3.1.1	Bevindingen bij onderzoek, vier maanden na het begin van de klachten	24
3.2	**Bespreking**	24
3.2.1	Beloop van de aandoening	25
3.2.2	Differentiaaldiagnostiek	26
3.3	**Therapie**	26
3.4	**Nadere informatie**	28
	Literatuur	29
4	**Oefenprogramma frozen shoulder en glenohumerale artrose**	31
	Patty Joldersma	
4.1	**Algemene mobilisatieoefeningen schoudergordel en glenohumeraal**	32
4.2	**Rekoefeningen van het achterste gewrichtskapsel**	33
4.3	**Rekoefening van het voorste gewrichtskapsel en de m. pectoralis major**	34
4.4	**Mobilisatieoefeningen glenohumeraal**	34
4.4.1	Mobilisatie van de anteflexie/elevatie	36
4.4.2	Mobilisatie van de retroflexie	37

4.4.3	Mobilisatie van de exorotatie	37
4.4.4	Mobilisatie van de endorotatie	38
4.4.5	Mobilisatie van de abductie	38
4.4.6	Mobilisatie van de horizontale abductie	39
4.5	**Mobilisatieoefeningen met de pulley**	40

5	**Artrose van het glenohumerale gewricht**	41
	Patty Joldersma	
5.1	**Voorbeeldcasus**	42
5.1.1	Bevindingen bij onderzoek, enkele jaren na het begin van de klachten	42
5.2	**Bespreking**	42
5.3	**Conservatieve therapie**	43
5.4	**Operatieve therapie**	45

6	**Subacromiaal impingementsyndroom**	47
	Jacintha Otten, Patty Joldersma en Arent Snaak	
6.1	**Voorbeeldcasus**	48
6.1.1	Bevindingen bij onderzoek een half jaar na het begin van de klachten	48
6.2	**Bespreking**	48
6.2.1	Mechanisme	48
6.3	**Therapie**	50
6.3.1	Oorzakelijke therapie	50
6.4	**Nadere informatie**	52
	Literatuur	52

7	**Oefenprogramma impingementsyndroom**	53
	Jacintha Otten en Patty Joldersma	
7.1	**Inleiding**	54
7.2	**Subacromiale ruimte vergroten**	54
7.3	**Strekoefeningen voor de thoracale wervelkolom**	56

8	**Rotatorcufftendinose**	57
	Patty Joldersma	
8.1	**Voorbeeldcasus**	58
8.1.1	Bevindingen bij onderzoek	58
8.2	**Bespreking**	58
8.3	**Therapie**	59
8.3.1	Oefentherapie	59
8.4	**Nadere informatie**	62

9	**Spierversterkende oefeningen bij rotatorcufftendinose en artrose**	63
	Patty Joldersma	
9.1	**Subacromiale ruimte vergroten**	64
9.2	**Excentrische spierversterkende oefening rotatorcuffmusculatuur**	66
9.3	**Excentrische spierversterkende oefening met accent op de m. supraspinatus**	69

9.4	**Excentrische spierversterkende oefeningen met accent op de m. infraspinatus en m. teres minor**	70
9.5	**Excentrische spierversterkende oefeningen met accent op de m. subscapularis**	73
9.6	**Excentrische spierversterkende oefeningen met accent op de lange kop van de m. biceps brachii**	74

10	**Rotatorcuffrupturen**	75
	Patty Joldersma en Jacintha Otten	
10.1	**Voorbeeldcasus: supraspinatusruptuur**	77
10.1.1	Bevindingen bij onderzoek	77
10.1.2	Bespreking	77
10.2	**Voorbeeldcasus: infraspinatusruptuur**	78
10.2.1	Bevindingen bij onderzoek een week na het trauma	78
10.2.2	Bespreking	78
10.3	**Voorbeeldcasus: subscapularisruptuur**	78
10.3.1	Bevindingen bij onderzoek	78
10.3.2	Bespreking	79
10.4	**Beloop van een rotatorcuffruptuur**	79
10.4.1	Conservatieve therapie	79
10.4.2	Operatie	81
10.5	**Voorbeeldcasus: ruptuur van de lange kop van de m. biceps brachii**	81
10.5.1	Bevindingen bij onderzoek, een week na het trauma	82
10.5.2	Bespreking	82
10.5.3	Therapie	84
10.6	**Nadere informatie**	85
	Literatuur	85

11	**Oefenprogramma rotatorcuffruptuur**	87
	Patty Joldersma	
11.1	**Opbouw van het oefenprogramma**	88
11.2	**Licht belaste oefeningen en schoudermobiliteit onderhouden**	88
11.3	**Subacromiale ruimte creëren**	89
11.4	**Actieve elevatie opbouwen**	90
11.5	**Spierversterkende oefeningen met accent op de m. supraspinatus**	94
11.6	**Spierversterkende oefeningen met accent op de m. infraspinatus en m. teres minor**	96
11.7	**Spierversterkende oefeningen met accent op de m. subscapularis**	98
11.8	**Co-contractieoefeningen**	99
11.9	**Spierversterkende oefeningen met accent op de m. biceps brachii**	100

12	**Anterieure schouderinstabiliteit**	101
	Jacintha Otten en Patty Joldersma	
12.1	**Voorbeeldcasus**	102
12.1.1	Bevindingen bij onderzoek, vier maanden na aanvang van de klachten	102
12.2	**Bespreking**	102
12.2.1	Anatomie	103
12.2.2	Differentiaaldiagnostiek	103
12.2.3	Andere vormen van schouderinstabiliteit	104

12.3	**Oefentherapie**.	104
12.4	**Het 5P-systeem**.	106
12.5	**Nadere informatie**.	107
	Literatuur	107

13 Oefenprogramma anterieure instabiliteit 109
Jacintha Otten

13.1	**Pivoters**	110
13.2	**Protectors**	113
13.3	**Positioners**	115
13.4	**Propellors/prime movers**	116
13.5	**Preparators**	119
13.6	**Rekoefeningen**	123

14 De werpschouder 125
Patty Joldersma

14.1	**Inleiding**	126
14.2	**De werpbeweging**.	127
	Literatuur	129

15 Oefenprogramma voor de werpsporter 131
Patty Joldersma

15.1	**Stabilisatieoefeningen met de XCO**.	132
15.2	**Pulley- en therabandoefeningen toewerkend naar de late cocking position**	133
15.3	**Prestretch van de anterieure schouderstructuren in de late cocking position**	135

16 Het werp ABC. 139
Patty Joldersma

16.1	**Inleiding**	140
16.2	**Opbouw**.	140
16.3	**Variaties**.	140
16.4	**Het werp ABC: oefeningen**	141
16.4.1	Onderhandse tweehandige worp	141
16.4.2	Tweehandige worp op borsthoogte	143
16.4.3	Bovenhandse tweehandige symmetrische worp	144
16.4.4	Bovenhandse tweehandige worp met uitvalspas	145
16.4.5	Tweehandige sprongworp	145
16.4.6	Bovenhandse asymmetrische tweehandige worp	146
16.4.7	Onderhandse asymmetrische eenhandige worp	146
16.4.8	Bovenhandse asymmetrische eenhandige worp	147
16.4.9	Bovenhandse asymmetrische eenhandige sprongworp.	148
	Literatuur	148

17	**Werptechniek**	149
	Koos van Nugteren	

18	**Posterieure instabiliteit**	153
	Patty Joldersma	
18.1	**Voorbeeldcasus**	154
18.1.1	Klinisch onderzoek, drie maanden na het trauma	154
18.2	**Bespreking**	154
18.2.1	Stabiliteitstests	155
18.3	**Therapie**	155
18.3.1	Oefenprogramma	155
18.3.2	Operatie	156
	Literatuur	157

19	**Oefenprogramma posterieure instabiliteit**	159
	Patty Joldersma	
19.1	**Inleiding**	160
19.2	**Steunoefeningen voor de ADL**	160
19.3	**Eindfase van de revalidatie van de recreatieve sporter**	163
19.4	**Eindfase van de revalidatie van de wedstrijdsporter**	165
19.4.1	Wedstrijdsporters	165

	Bijlagen	169
	Bijlage I: Functieonderzoek van de schouder	170
	Bijlage II: Toegevoegde tests: impingementsyndroom	174
	Bijlage III: Stabiliteitstests	177
	Bijlage IV: Toegevoegde tests cuffruptuur	183
	Bijlage V: Toegevoegde tests bicepspees en labrum (SLAP-laesie)	188
	Eerder verschenen delen uit de serie Orthopedische Casuïstiek	192
	Register	194

Ligamentletsel van het acromioclaviculaire gewricht

Patty Joldersma en Koos van Nugteren

Samenvatting

Dit hoofdstuk beschrijft een kenmerkende casus van een acromioclaviculair ligamentletsel met daarbij de bevindingen van het functieonderzoek en de belangrijkste klinische tests. De bespreking na de casus gaat dieper in op de oorzaken, de anatomie en de therapeutische mogelijkheden, waaronder een oefenprogramma, om het aangedane gewricht te stabiliseren.

1.1 Voorbeeldcasus – 2
1.1.1 Bevindingen bij onderzoek, een week na het trauma – 2

1.2 Bespreking – 2
1.2.1 Symptomatologie – 3

1.3 Anatomie – 4

1.4 Classificatie – 5

1.5 Therapie – 5
1.5.1 Brace – 6
1.5.2 Het acromioclaviculaire gewricht tapen – 6
1.5.3 Oefentherapie – 7

1.6 Nadere informatie – 10

Literatuur – 10

© Bohn Stafleu van Loghum, onderdeel van Springer Media B.V. 2018
K. van Nugteren, P. Joldersma en J. Otten (Red.), *Oefenprogramma's voor schouderaandoeningen*, Orthopedische Casuïstiek, DOI 10.1007/978-90-368-1924-4_1

1.1 Voorbeeldcasus

Een 26-jarige wielrenster valt tijdens een training van de fiets op de top van de schouder (acromion). Ze voelt direct hevige pijn *op* de schouder ter plaatse van het acromioclaviculaire gewricht. Om de pijn nog enigszins draaglijk te houden ondersteunt zij de aangedane arm met de gezonde arm (◘ fig. 1.1). Ze laat de aangedane arm *niet* graag hangen. In de loop van een week verbetert de situatie; na een week kan zij de arm weer redelijk goed heffen maar vooral hoge bewegingen zijn dan nog pijnlijk.

1.1.1 Bevindingen bij onderzoek, een week na het trauma

- Er is sprake van een hoge painfull arc (160–180 graden) tijdens actieve elevatie van de arm.
- Passieve horizontale adductie is pijnlijk, evenals adductie met de arm op de rug.
- Abductie tegen weerstand van een 90 graden voorwaarts geëleveerde arm is pijnlijk. De elleboog is gestrekt; de weerstand wordt tegen het distale deel van de onderarm gegeven.
- Adductie tegen weerstand is pijnlijk.
- Er is drukpijn ter plaatse van het acromioclaviculaire gewricht.
- Er is drukpijn ter plaatse van de coracoclaviculaire ruimte.
- Pianotoetsfenomeen (◘ fig. 1.2) is in geringe mate aanwezig.
- Er is abnormale passieve voor-achterwaartse beweeglijkheid van de clavicula ten opzichte van het acromion.
- Er is een kleine maar zichtbare (relatieve) hoogstand van de clavicula ten opzichte van het acromion.

1.2 Bespreking

Acromioclaviculaire luxaties of subluxaties worden meestal veroorzaakt door een val op de bovenzijde van de schouder (op het acromion). Vooral wielrenners en judoka's [1] lopen risico op dit type letsel. Acromioclaviculaire letsels komen vooral veel voor bij mannen tussen de 20 en 30 jaar [2].

De beweeglijkheid in een gezond acromioclaviculair gewricht is niet groot. Het gewricht moet vooral gezien worden als de plaats waar scapulaire bewegingen *overgebracht* worden op het sleutelbeen. Zelfs na een artrodese van het gewricht kan de arm nog vrijwel volledig geëleveerd worden.

Wanneer het ligamentum coracoclaviculare afscheurt, zakken het schouderblad en de arm ten opzichte van het ophangpunt (de clavicula). Er ontstaat dan een pianotoetsfenomeen (◘ fig. 1.3).

1.2 · Bespreking

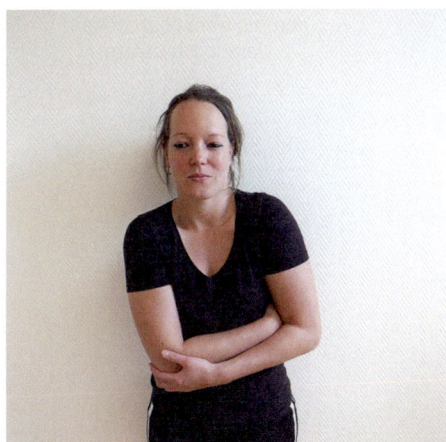

Figuur 1.1 De patiënt heeft de neiging de aangedane arm te ondersteunen met de gezonde arm

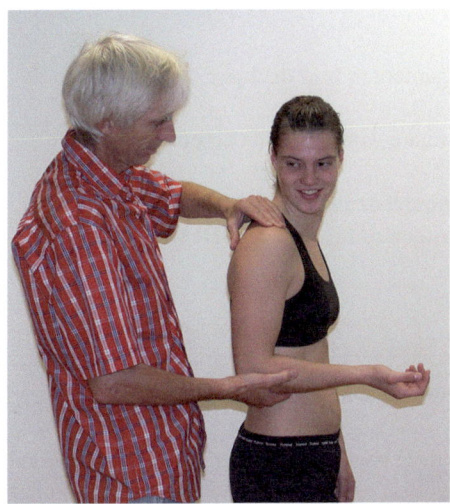

Figuur 1.2 De test voor een pianotoetsfenomeen: de onderzoeker duwt de gebogen elleboog van de patiënt naar craniaal zodat de geadduceerde arm in de richting van de clavicula wordt 'getild'. De clavicula wordt van bovenaf door de therapeut tegengehouden met de andere hand

1.2.1 Symptomatologie

- Bij acromioclaviculaire letsels wordt na het trauma pijn *op* de schouder ter plaatse van het acromioclaviculaire gewricht gevoeld. Dit in tegenstelling tot glenohumerale pathologie waarbij de pijn zich meestal aan de *laterale* zijde van de bovenarm bevindt.
- Naast pijnlijke abductie en adductie tegen weerstand kunnen in ernstige gevallen alle weerstandstests pijnlijk zijn.
- De eerste dagen na het letsel bestaat vaak onvermogen de arm te heffen.

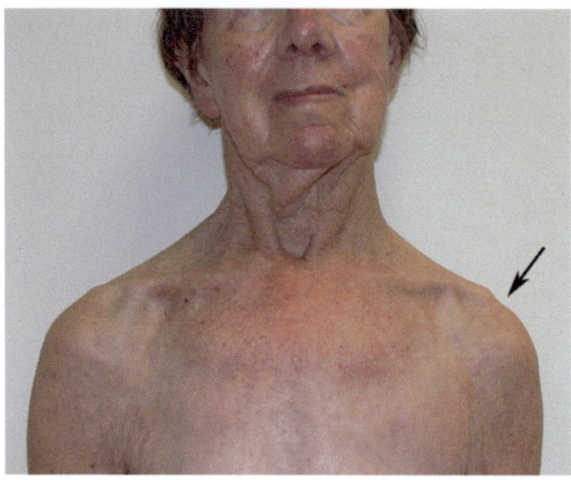
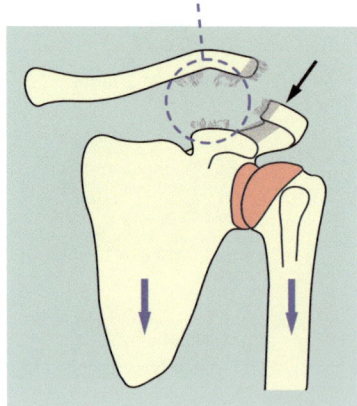

geruptureerd ligamentum coracoclaviculare

Figuur 1.3 Er ontstaat een pianotoetsfenomeen als het ligamentum coracoclaviculare afscheurt en het schouderblad en de arm naar beneden zakken (*zwarte pijlen*) ten opzichte van het ophangpunt (de clavicula)

- Bij letsel van de coracoclaviculaire ligamenten is er drukpijn ter plaatse van de coracoclaviculaire ruimte.
- Bij letsels vanaf graad 2 is er een zichtbare *gap* tussen het acromion en de clavicula.
- Bij letsels vanaf graad 3 is er een pianotoetsfenomeen aanwezig.
- De ernst van de symptomen neemt uiteraard toe met de mate van luxatie.

1.3 Anatomie

Ligamenten

De ligamentaire stabiliteit van het acromioclaviculaire gewricht wordt verzorgd door (fig. 1.4):
- het ligamentum acromioclaviculare: deze voorkomt dat het gewricht uit elkaar wordt getrokken;
- het ligamentum coracoclaviculare: dit ligament bestaat uit twee delen:
  - het ligamentum trapezoideum: deze vormt vooral de ophanging van het schouderblad en de arm;
  - het ligamentum conoideum: naast de ophanging van het schouderblad voorkomt dit ligament dat er te grote compressie van het gewricht optreedt.

Spieren

De ligamentaire stabiliteit wordt ondersteund door twee belangrijke spieren. Deze zijn in staat te voorkomen dat arm en scapula wegzakken ten opzichte van de clavicula. Zij verzorgen aldus een dynamische stabiliteit. Dit zijn de m. deltoideus pars clavicularis en de m. trapezius pars descendens (fig. 1.5). Training van de coördinatie en de spierkracht van deze musculatuur is dan ook aan te raden op geleide van de pijn.

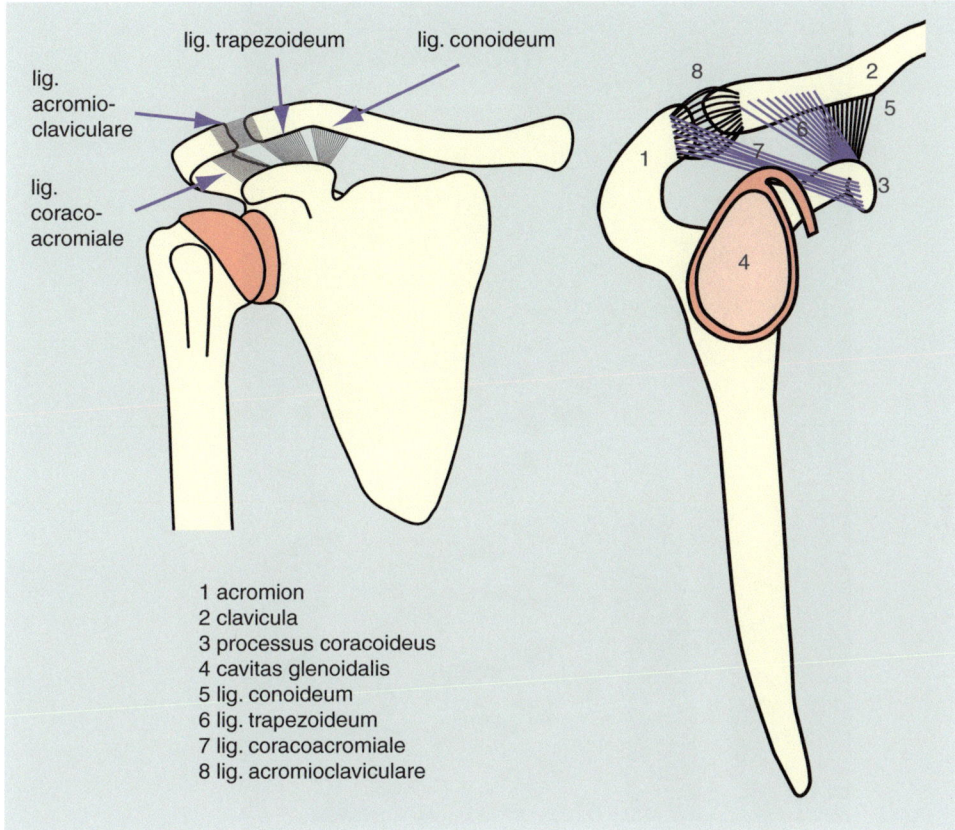

Figuur 1.4 Ligamenten die van belang zijn voor de stabiliteit van het acromioclaviculaire gewricht

1.4 Classificatie

Ligamentletsels van het acromioclaviculaire gewricht worden ingedeeld in zes verschillende typen, oplopend in ernst (fig. 1.6).

1.5 Therapie

De therapie is afhankelijk van de ernst van het letsel.

Bij een type I- en type II-letsel wordt conservatief behandeld. Type III is een twijfelgeval: een type III-letsel wordt soms conservatief en soms operatief behandeld. Letsels die ernstiger zijn dan type III, worden in principe altijd operatief behandeld.

De gemiddelde herstelduur van een type I- en een type II-letsel is drie weken; de meeste patiënten zijn dan weer in staat de sporttraining te hervatten.

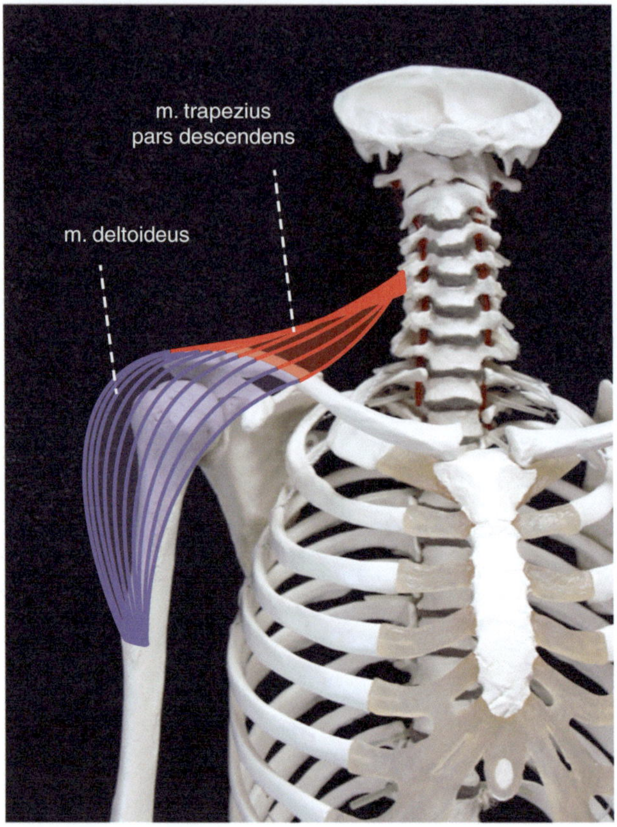

Figuur 1.5 De musculaire stabiliteit wordt voornamelijk verzorgd door de m. deltoideus pars clavicularis en de m. trapezius pars descendens

1.5.1 Brace

Bij een letsel vanaf type II kan een speciale brace gebruikt worden om de gerupturaeerde structuren de eerste dagen dichter bij elkaar te brengen (fig. 1.7).

De brace die bij voorkeur wordt gebruikt, moet zorgen voor het 'ondersteunend' dragen van de bovenste extremiteit zodat deze niet via een schouderband hangt aan de clavicula.

1.5.2 Het acromioclaviculaire gewricht tapen

Een tapeconstructie (fig. 1.8) kan de eerste dagen zinvol zijn om het acromioclaviculaire gewricht enigszins te stabiliseren en hierdoor de pijn te verminderen.

1.5 · Therapie

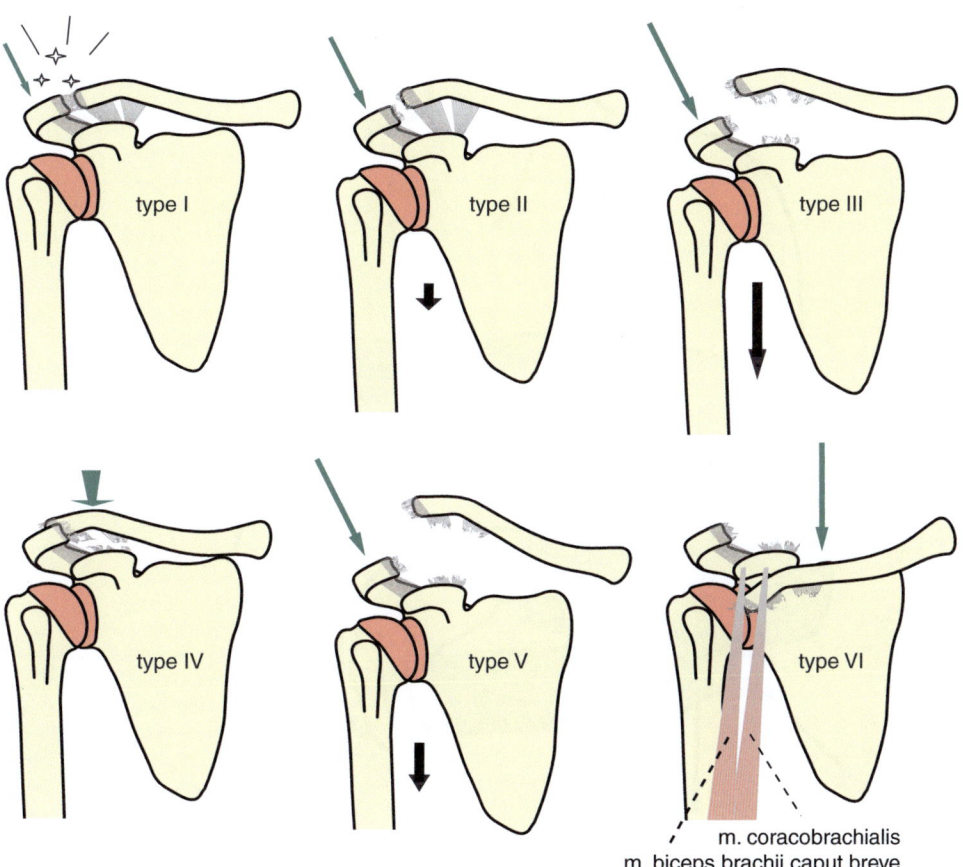

Figuur 1.6 Schematisch overzicht van de zes typen acromioclaviculaire letsels zoals beschreven door Allman-Rockwood [3]. *I* Overrekking van het ligamentum acromioclaviculare. *II* Ruptuur van het ligamentum acromioclaviculare. *III* Ruptuur van het ligamentum acromioclaviculare en het ligamentum coracoclaviculare. *IV* Ruptuur van het ligamentum acromioclaviculare en het ligamentum coracoclaviculare; luxatie van het acromioclaviculaire gewricht. De m. deltoideus en trapezius zijn afgescheurd van het laterale deel van de clavicula. De clavicula luxeert naar achteren. *V* Ruptuur van het ligamentum acromioclaviculare en het ligamentum coracoclaviculare; ernstige luxatie van het acromioclaviculaire gewricht. De clavicula wordt omhooggetrokken door de m. trapezius. *VI* Ruptuur van het ligamentum acromioclaviculare en het ligamentum coracoclaviculare; luxatie van het acromioclaviculaire gewricht. De m. deltoideus en trapezius zijn afgescheurd van het laterale deel van de clavicula. De clavicula is naar caudaal verplaatst tot onder de processus coracoideus

1.5.3 Oefentherapie

Conservatieve behandeling van een acromioclaviculair letsel bestaat uit oefentherapie. De therapie is gebaseerd op de principes van weefselherstel na een letsel. Een letsel type I, II en eventueel III kan op de volgende manier in drie stappen fysiotherapeutisch behandeld worden.

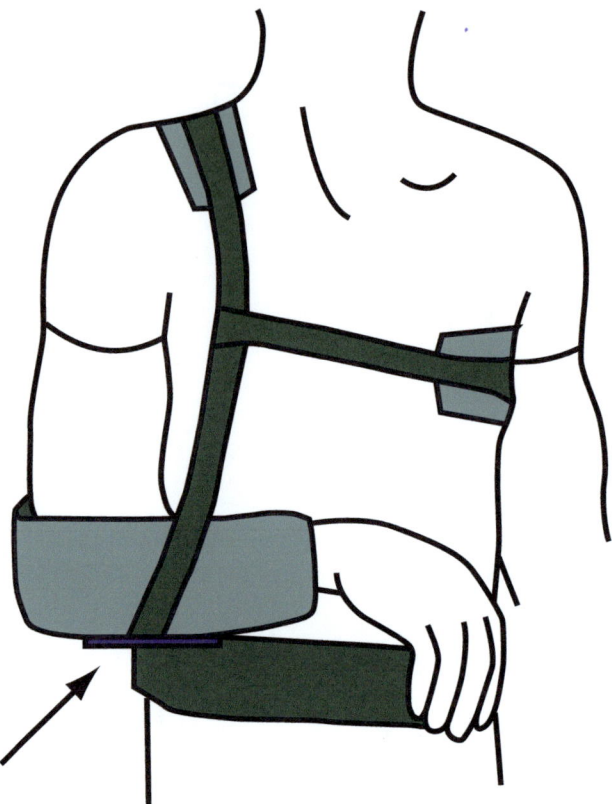

Figuur 1.7 Een type brace waarbij de arm onder andere wordt ondersteund door een bekkenband: hierdoor hangt er minder gewicht aan de clavicula

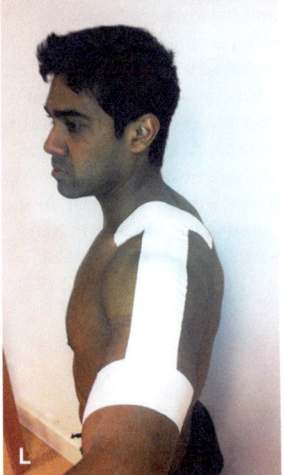 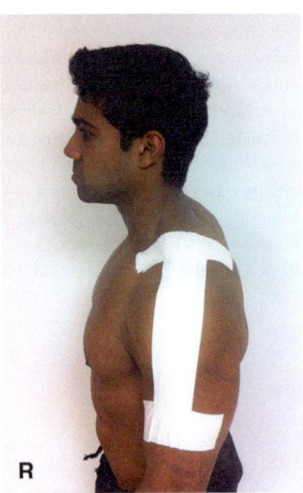

Figuur 1.8 L Tapeconstructie: terwijl de patiënt de arm 90° abduceert, worden een of meer stroken tape aangelegd van schouder tot bovenarm. Dwarsverlopende ankers versterken de fixatie van de uiteinden van de tape. R Zodra de patiënt de arm weer langs het lichaam houdt, komt de tape strak te staan. De tape vermindert hiermee het gewicht van de arm die aan de clavicula hangt. De hier getoonde patiënt luxeerde het acromioclaviculaire gewricht tijdens bankdrukken

1. Schoudergordel bewegen

Tijdens de ontstekingsfase, de eerste dagen na het trauma, staan relatieve rust en eventueel immobilisatie door middel van een brace centraal. Als de patiënt het kan, mogen er voorzichtige bewegingen gemaakt worden met de schoudergordel en eventueel met de arm. Ook bij een fors letsel kan dit vaak al binnen twee dagen. Diverse onderzoeken [1] tonen goede resultaten van vroegtijdige passieve, geleid actieve en eventueel actieve bewegingen binnen de pijngrens in de ontstekingsfase, zelfs al vanaf de eerste dag.

Vooral bewegingen van de schoudergordel zijn in de eerste fase belangrijk. De patiënt omvat hierbij met de hand van de niet-aangedane zijde de elleboog en duwt de bovenarm naar boven, zodat de rek op het acromioclaviculaire gewricht vermindert. In deze positie worden elevatie en depressie en pro- en retractie van de schouder uitgevoerd. Het hoofd kan hierbij in homolaterale lateroflexie gehouden worden om tractie aan de clavicula vanuit de m. trapezius pars descendens te voorkomen. Zodra de pijn dit toelaat, kunnen de oefeningen geleid actief en actief uitgevoerd worden.

2. Elevatie oefenen

Na de ontstekingsfase kan de patiënt zich gewoonlijk goed redden zonder brace, bijvoorbeeld door de hand in de broekzak te stoppen om de rek op het acromioclaviculaire gewricht te verminderen.

Zodra het mogelijk is, meestal na enkele dagen, worden passieve armbewegingen uitgevoerd. Dit is nodig omdat tijdens de proliferatiefase collageen type III wordt aangelegd; een soort snel produceerbaar reparatiecollageen. In deze fase is het belangrijk dat het aangedane gewricht licht belaste, fysiologische bewegingen maakt; hierdoor wordt het nieuwgevormde collageen op de juiste plaats en in de juiste richting aangelegd. De patiënt kan tijdens deze fase geleidelijk de belasting opbouwen via geleid actieve bewegingen naar actieve bewegingen op geleide van de pijn.

Net als bij het mobiliseren van de schoudergordel kan ook nu de hand van de gezonde zijde de aangedane arm omvatten om deze rustig in verschillende richtingen te bewegen. Bij een type I-letsel kan er vaak al direct actief bewogen worden binnen de pijngrens.

Bij voorkeur wordt in alle bewegingsrichtingen geoefend.

3. Kracht- en coördinatietraining

Zodra de pijn het toelaat, worden kracht- en coördinatieoefeningen van de m trapezius pars descendens en m. deltoideus pars clavicularis uitgevoerd om de musculaire stabiliteit van het acromioclaviculaire gewricht te verbeteren. Het voorste deel van de m. deltoideus kan niet geïsoleerd getraind worden, maar hier kan wel het accent op gelegd worden door *spierversterkende* openketenoefeningen uit te voeren waarbij de arm zich voor de romp bevindt, zoals bijvoorbeeld bij een front raise, military press en shoulder press (▶H. 2). In een gesloten keten kan goed de *coördinatie* tussen m. deltoideus en m. trapezius getraind worden. Met name bij oefeningen waarbij de arm ten opzichte van de romp al steunend afwisselend voor- en achterwaarts beweegt (en in dit beweegtraject gestabiliseerd moet worden), wordt het voorste deel van de m. deltoideus aangesproken. Alle spierversterkende en coördinatieoefeningen worden in het beginstadium voorzichtig en beheerst uitgevoerd.

Het oefenprogramma wordt geïllustreerd in ▶H. 2.

1.6 Nadere informatie

Nadere informatie en uitgebreidere casuïstiek over deze aandoening zijn te vinden in eerdere uitgaven van *Orthopedische Casuïstiek:*
- Onderzoek en behandeling van sportblessures van de schouder, ►H. 2 en 3.
- Onderzoek en behandeling van de schouder, ►H. 8.

Literatuur

1. Zarzycki W, Lorczynski A, Ziolkowski W. Nonoperative treatment of acute, grade III acromioclavicular dislocation in judo competing athletes. Chir Narzadow Ruchu Ortop Pol. 1998;63(4):321–7.
2. Chillemi C, Franceschini V, Dei Giudici L, et al. Epidemiology of isolated acromioclavicular joint dislocation. Emerg Med Int. 2013;2013:171609.
3. Rockwood CA, Matsen FA, Wirth MA, et al. Rockwood and Matsen's The Shoulder. 2nd ed. Philadelphia: W.B. Saunders Company; 1998. p. 495.

Oefenprogramma acromioclaviculair letsel

Patty Joldersma

Samenvatting
In dit hoofdstuk tonen 46 illustraties het oefenprogramma dat wordt toegepast na een acromioclaviculair ligamentletsel. De oefeningen worden geleidelijk opgebouwd van zeer licht belast tot zwaar.

2.1 Opbouw van het oefenprogramma – 12

2.2 Oefeningen van de schoudergordel – 12

2.3 Passieve en geleid actieve oefeningen voor de elevatie van de arm – 13

2.4 Semigesloten ketenoefeningen – 14

2.5 Actieve bewegingen – 16

2.6 Geslotenketenoefeningen – 17

2.7 Openketenoefeningen – 20

© Bohn Stafleu van Loghum, onderdeel van Springer Media B.V. 2018
K. van Nugteren, P. Joldersma en J. Otten (Red.), *Oefenprogramma's voor schouderaandoeningen*, Orthopedische Casuïstiek, DOI 10.1007/978-90-368-1924-4_2

2.1 Opbouw van het oefenprogramma

Het oefenprogramma kan als volgt worden opgebouwd.
1. De schoudergordel oefenen: ◘ fig. 2.1.
2. Passieve en geleid actieve oefeningen voor de elevatie van de arm: ◘ fig. 2.2.
3. Oefeningen in semigesloten keten: ◘ fig. 2.3, 2.4, 2.5, 2.6, 2.7, 2.8 en 2.9.
4. Actieve bewegingen in alle richtingen: ◘ fig. 2.10.
5. Geslotenketenoefeningen: ◘ fig. 2.11, 2.12, 2.13, 2.14 en 2.15.
6. Openketenoefeningen eventueel verzwaard met dumbells of halter: ◘ fig. 2.16, 2.17, 2.18, 2.19 en 2.20.

2.2 Oefeningen van de schoudergordel

Zie ◘ fig. 2.1.

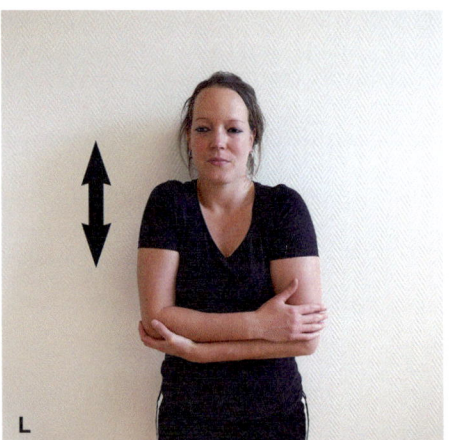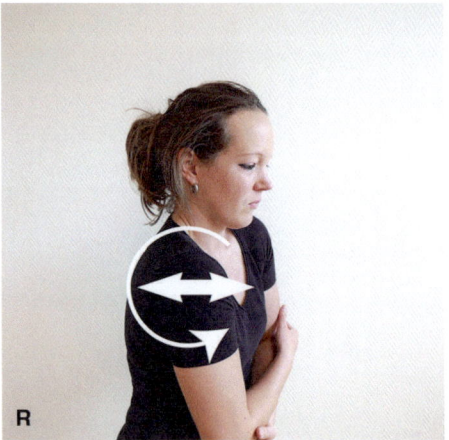

◘ **Figuur 2.1** **L** Elevatie–depressie van de schoudergordel met ondersteuning van de aangedane arm. **R** Protractie–retractie van de schoudergordel met ondersteuning van de aangedane arm. Ook rondjes draaien is mogelijk

2.3 Passieve en geleid actieve oefeningen voor de elevatie van de arm

Zie ◘ fig. 2.2 en 2.3.

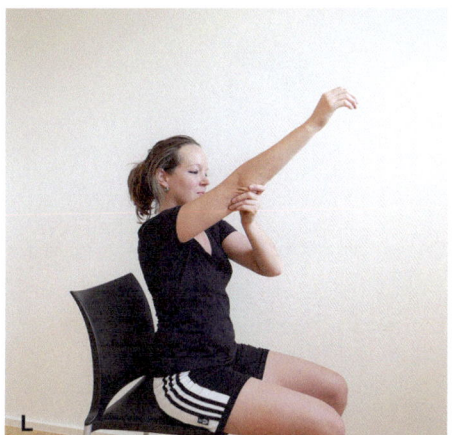
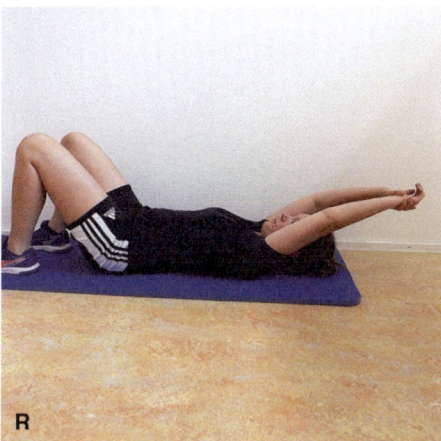

◘ **Figuur 2.2** **L** Passieve en geleid actieve elevatie met ondersteuning van de aangedane arm in zitpositie. **R** Passieve en geleid actieve elevatie met ondersteuning van de aangedane arm in ruglig

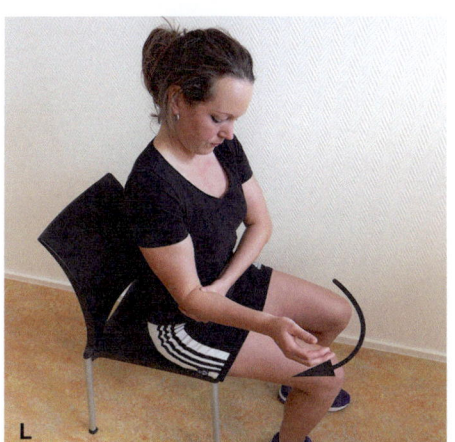
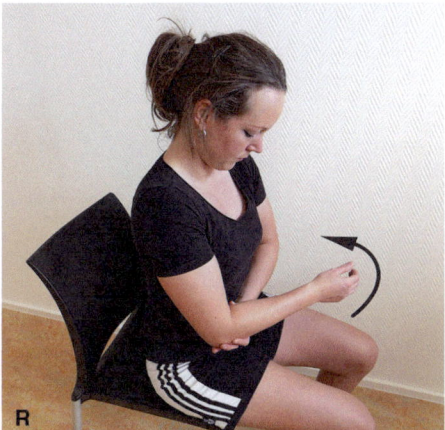

◘ **Figuur 2.3** **L en R** Actieve exorotatie en endorotatie met ondersteuning van de aangedane arm

2.4 Semigesloten ketenoefeningen

Zie ◘fig. 2.4, 2.5, 2.6, 2.7, 2.8 en 2.9.

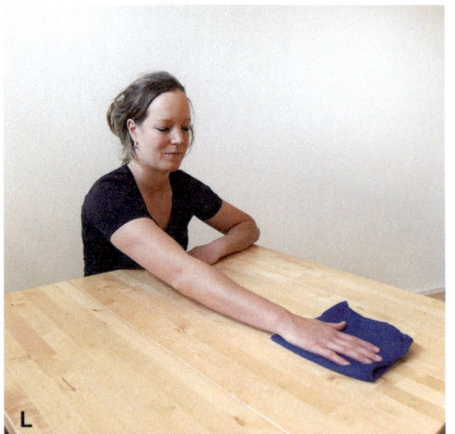 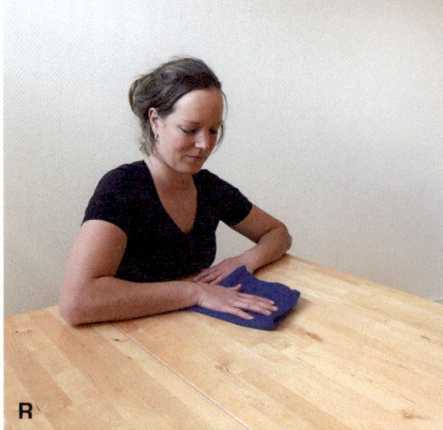

◘ **Figuur 2.4** L en R Met een doekje of bal voorwaarts-achterwaarts over een tafel schuiven

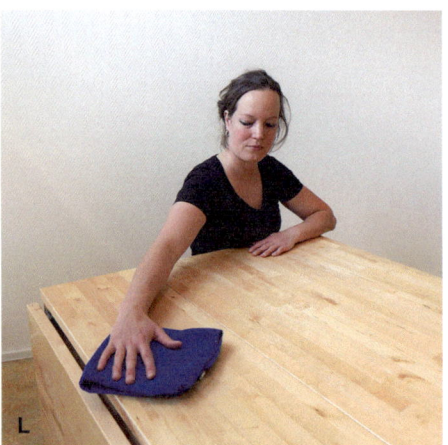 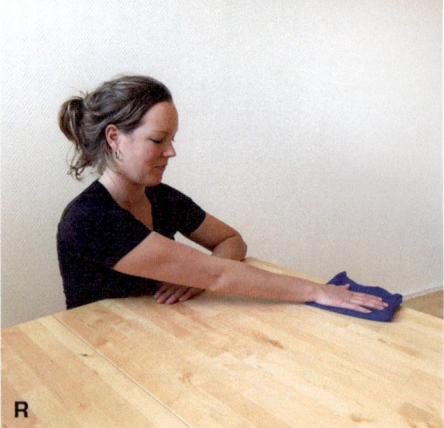

◘ **Figuur 2.5** L en R Met een doekje of bal zijwaarts in abductie-adductie over een tafel schuiven

2.4 · Semigesloten ketenoefeningen

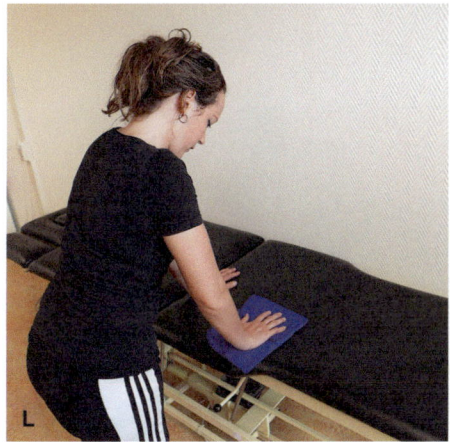 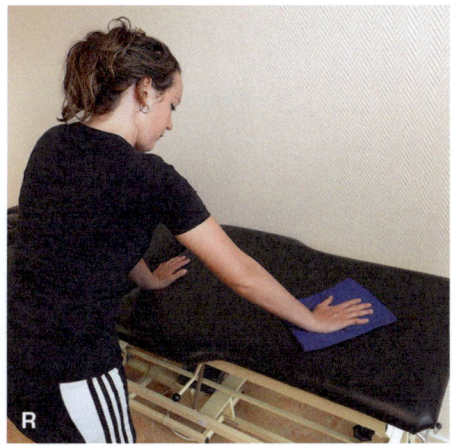

Figuur 2.6 L en R Steunend op een doekje op een tafel: het doekje schuiven in diverse richtingen

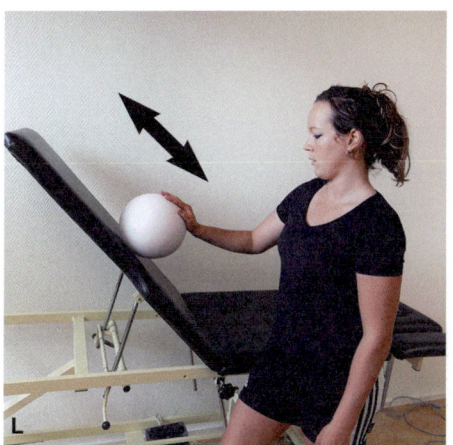 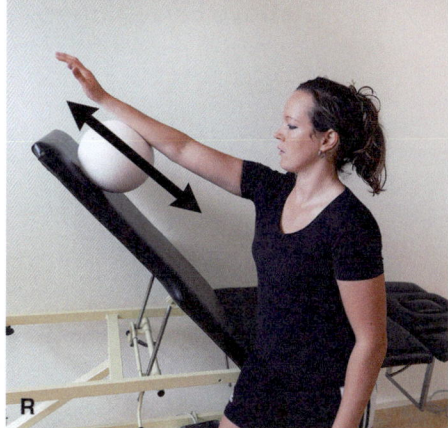

Figuur 2.7 L en R Elevatie van de arm: met een doekje of bal over een schuin oppervlak schuiven of rollen

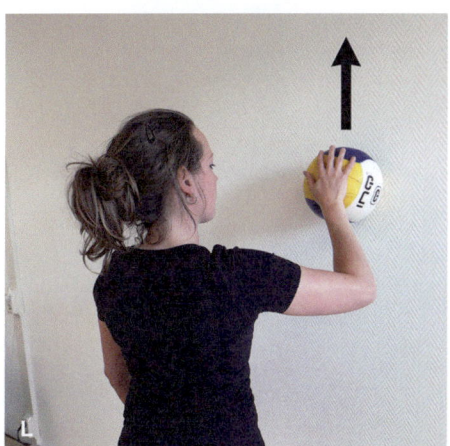 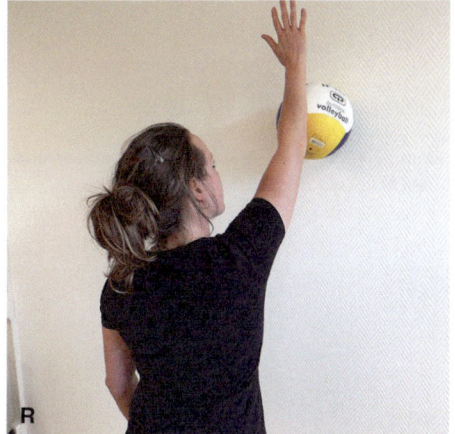

Figuur 2.8 L en R Een bal omhoog rollen tegen een muur

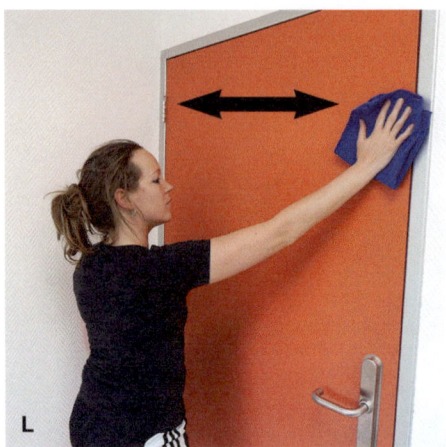 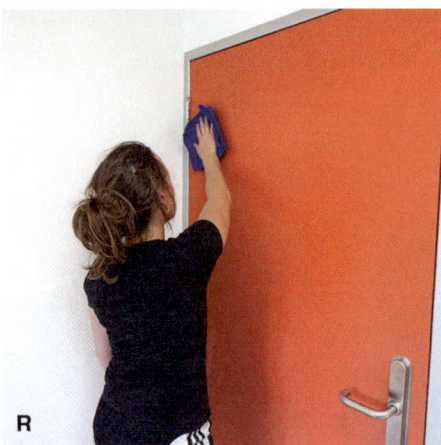

Figuur 2.9 L en R Een doekje zijwaarts in abductie-adductie tegen een deur schuiven

2.5 Actieve bewegingen

Zie fig. 2.10.

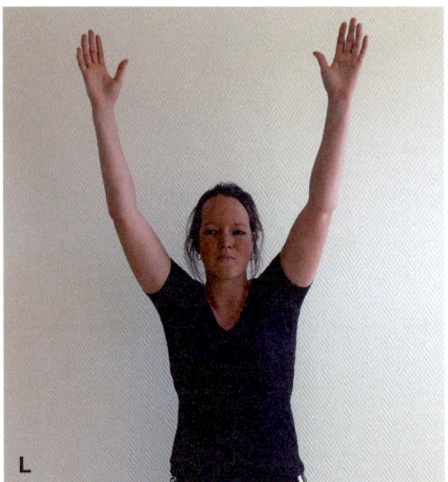 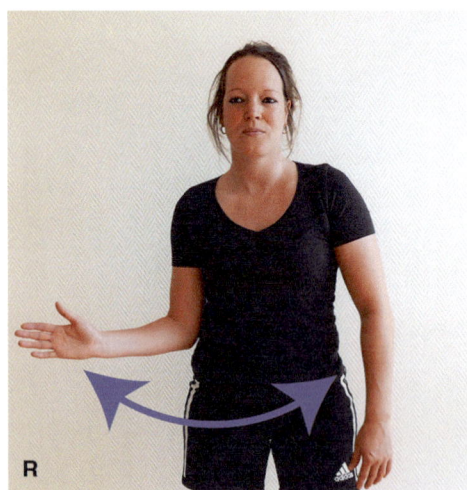

Figuur 2.10 L Elevatie actief. R Exorotatie en endorotatie actief. Ook bewegingen in andere richtingen kunnen actief worden uitgevoerd

2.6 Geslotenketenoefeningen

Zie ◘fig. 2.11, 2.12, 2.13, 2.14 en 2.15.

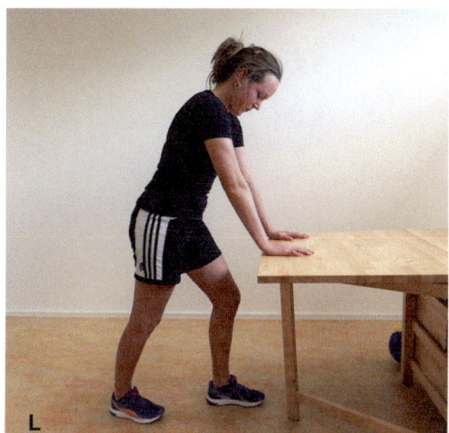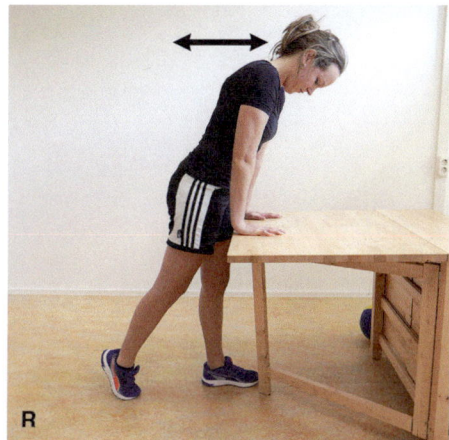

◘ **Figuur 2.11** L en R Steunend op tafel de romp voorwaarts en achterwaarts bewegen

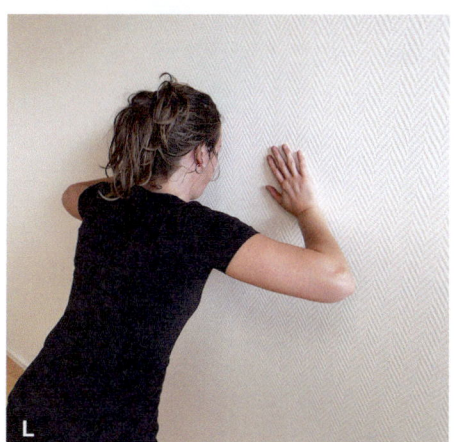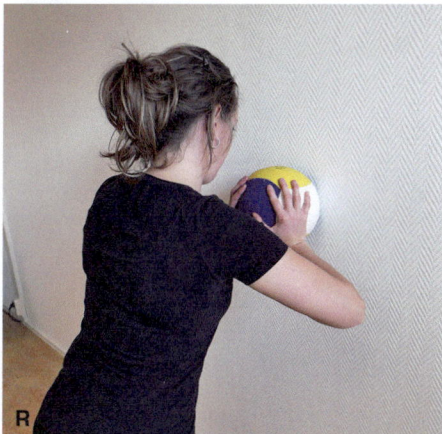

◘ **Figuur 2.12** L en R Wall push-up: gebruik een stabiele en instabiele ondergrond

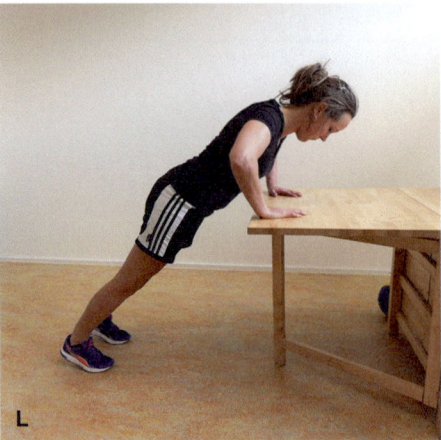 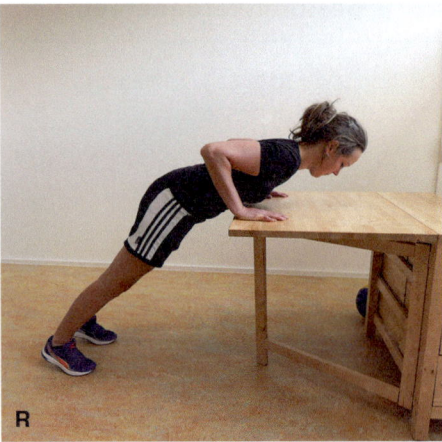

◘ **Figuur 2.13** L en R Push-ups op tafel. Variaties: handen dicht bij elkaar of ver uit elkaar, van ondiep naar diep zakken

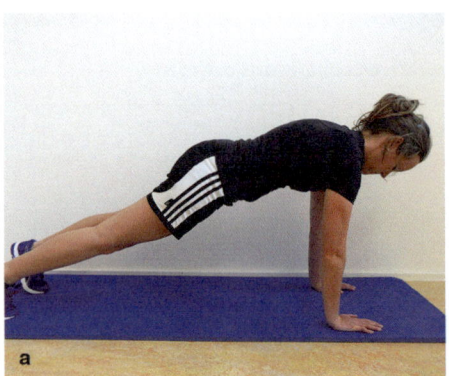 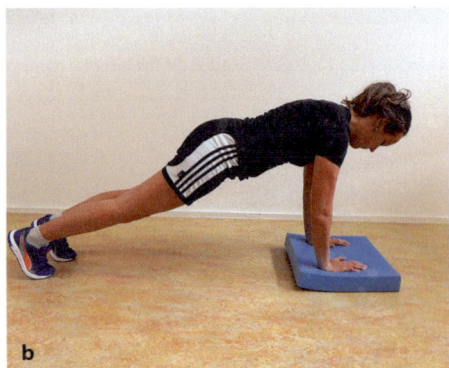

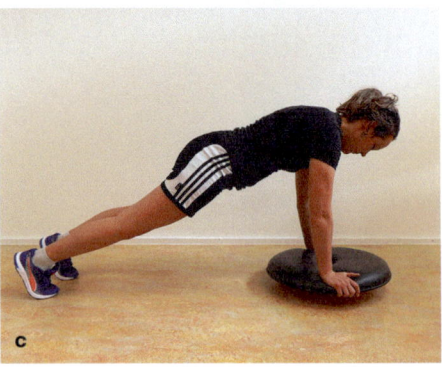

◘ **Figuur 2.14** **a** Steun op een stabiele ondergrond: beweeg met het lichaam afwisselend wat voorwaarts en achterwaarts, **b** op een instabiele ondergrond: balansmatje, **c** op een instabiele ondergrond: balanstol

2.6 · Geslotenketenoefeningen

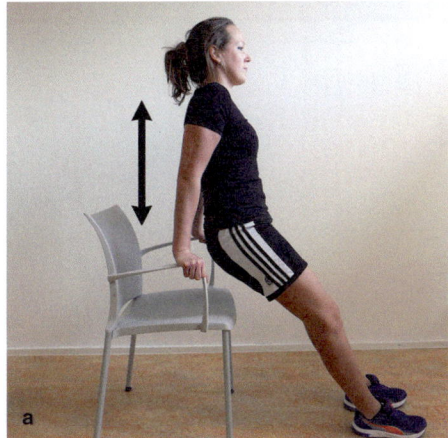
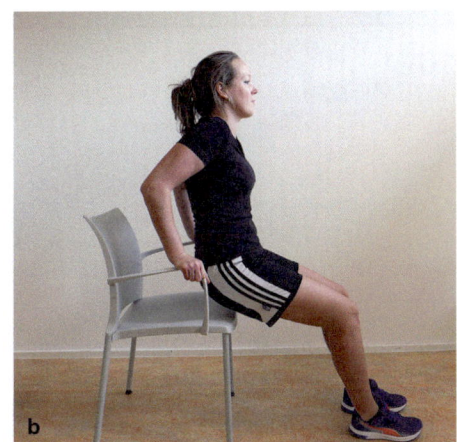
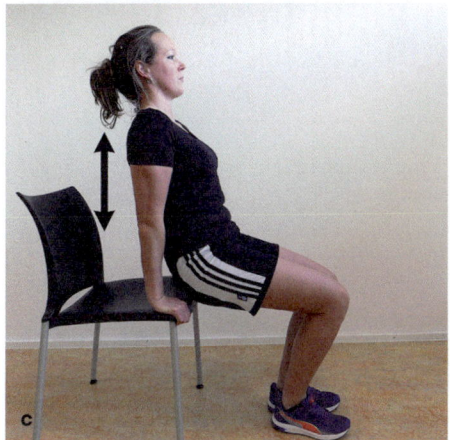
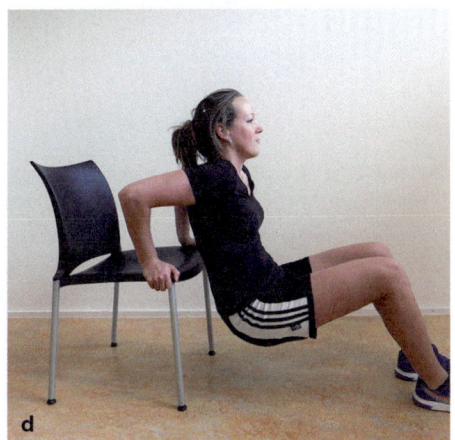
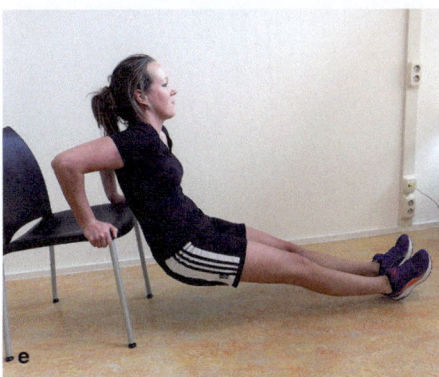

◘ **Figuur 2.15** **a** en **b** Dippings: makkelijke uitvoering ondiep. **c** en **d** Dippings: moeilijke uitvoering diep met gebogen benen. **e** Dippings moeilijkste uitvoering diep met gestrekte benen

2.7 Openketenoefeningen

Zie ◘fig. 2.16, 2.17, 2.18, 2.19 en 2.20.

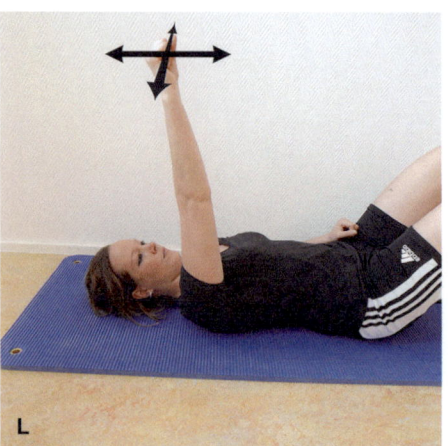
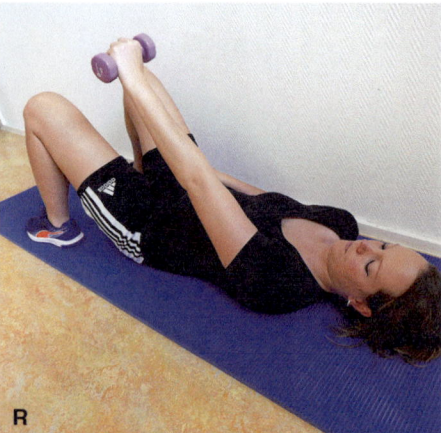

◘ **Figuur 2.16** L en R Arm met kleine bewegingen voorwaarts–achterwaarts bewegen rond 90° elevatie. Uiteindelijk met dumbell steeds grotere bewegingen maken

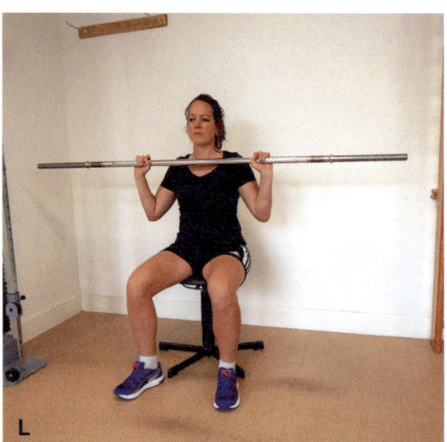
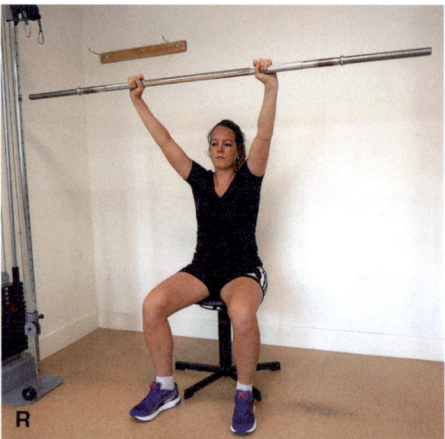

◘ **Figuur 2.17** L en R Military press in zit of in stand: til een halter verticaal omhoog en breng deze vervolgens terug naar de borst

2.7 · Openketenoefeningen

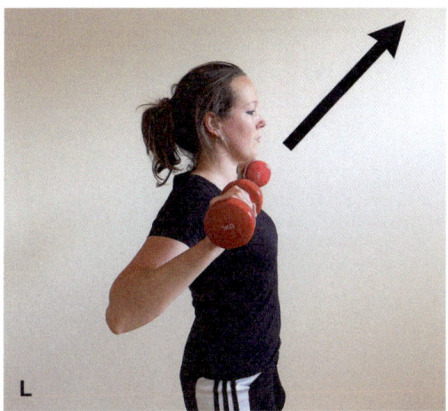 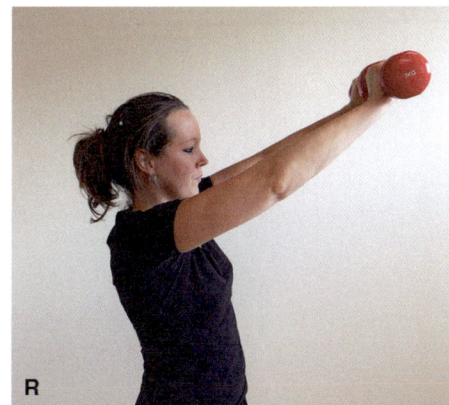

Figuur 2.18 L en R Dumbell press: beweeg een dumbell schuin voorwaarts omhoog en vervolgens terug naar de borst

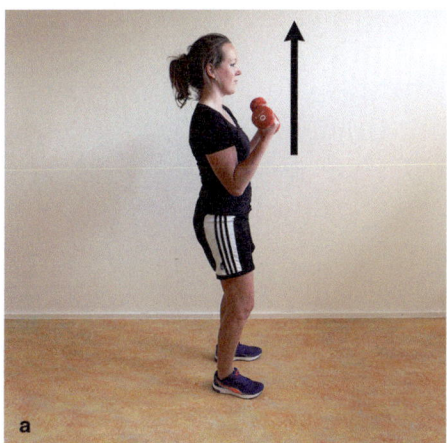 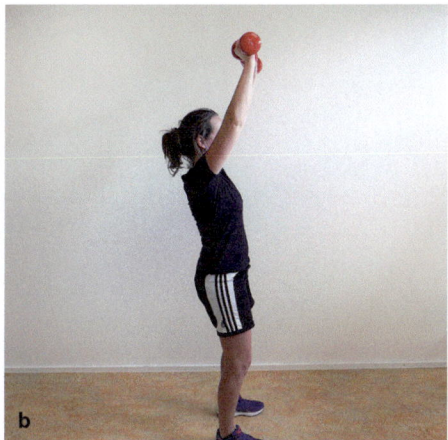

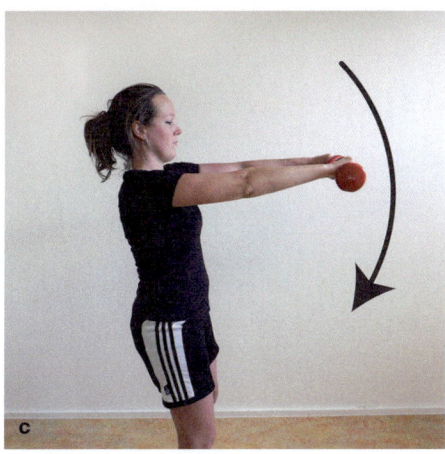 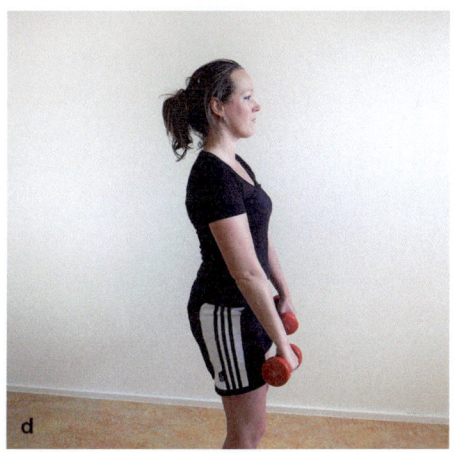

Figuur 2.19 a buig de armen, b strek de armen omhoog en draai de handpalmen omlaag, c laat de armen gestrekt langzaam zakken, d eindpositie

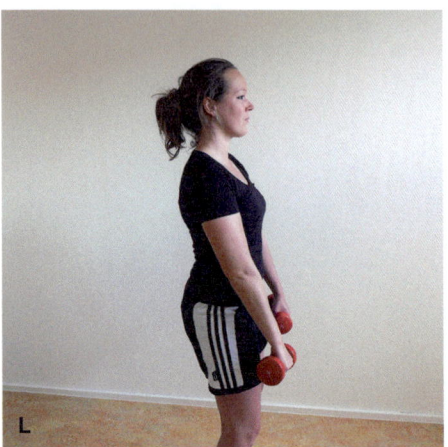 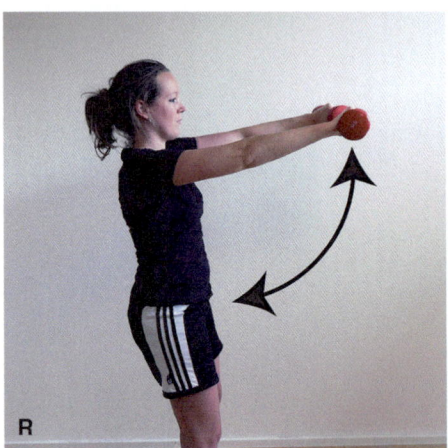

Figuur 2.20 L en R Front raise van 0° tot 90°: beweeg de dumbell met gestrekte arm tot 90° omhoog en weer terug

Frozen shoulder (capsulitis adhaesiva)

Patty Joldersma

Samenvatting

Dit hoofdstuk beschrijft een kenmerkende casus van de frozen shoulder met daarbij de bevindingen van het functieonderzoek en de belangrijkste klinische tests. De bespreking na de casus gaat dieper in op de oorzaken, de stadia, het beloop van de aandoening en de (oefen)therapeutische mogelijkheden om het gewricht te mobiliseren.

3.1 Voorbeeldcasus – 24
3.1.1 Bevindingen bij onderzoek, vier maanden na het begin van de klachten – 24

3.2 Bespreking – 24
3.2.1 Beloop van de aandoening – 25
3.2.2 Differentiaaldiagnostiek – 26

3.3 Therapie – 26

3.4 Nadere informatie – 28

Literatuur – 29

© Bohn Stafleu van Loghum, onderdeel van Springer Media B.V. 2018
K. van Nugteren, P. Joldersma en J. Otten (Red.), *Oefenprogramma's voor schouderaandoeningen*,
Orthopedische Casuïstiek, DOI 10.1007/978-90-368-1924-4_3

3.1 Voorbeeldcasus

In de loop van enkele weken ontstaan bij een 60-jarige huisvrouw hevige pijn en geleidelijk toenemende bewegingsbeperkingen van het schoudergewricht. De patiënt voelt de pijn aan de laterale zijde van de bovenarm. De arm heffen en de arm achter de rug brengen provoceren de pijn. Hoe verder de patiënt de arm probeert te heffen, des te meer pijn het doet. Pijnprovocerende activiteiten zijn onder andere: aan- en uitkleden, ramen lappen, voorwerpen uit een hoog keukenkastje pakken, een jas aantrekken en op de arm liggen. Enkele weken na het begin van de klachten wordt de pijn heviger, is er sprake van nachtelijke pijn en is er pijn in rust.

Na enkele maanden neemt de pijn vanzelf af en ervaart de patiënt vooral stijfheid en bewegingsbeperkingen van de arm.

3.1.1 Bevindingen bij onderzoek, vier maanden na het begin van de klachten

- Bewegingen van de nek provoceren geen pijn.
- Bewegingen van de schoudergordel provoceren geen pijn.
- Elevatie van de arm is zowel actief als passief duidelijk beperkt en pijnlijk (◘fig. 3.1).
- Exorotatie is zowel actief als passief sterk beperkt en pijnlijk.
- Endorotatie is zowel actief als passief beperkt en pijnlijk.
- Bewegingen van de schouder komen grotendeels vanuit het scapulothoracale gewricht.
- Weerstandstests exorotatie, abductie en endorotatie zijn licht pijnlijk.
- Er is geen painfull arc aanwezig.
- Impingementtests, rotatorcufftests en stabiliteitstests zijn pijnlijk.

3.2 Bespreking

De frozen shoulder wordt gekenmerkt door een pijnlijke synoviitis van het glenohumerale gewricht, gevolgd door verdikking, fibrosering en contractie van het gewrichtskapsel waardoor forse bewegingsbeperkingen ontstaan. Meestal, maar niet altijd [1], betreft het een bewegingsbeperking volgens een capsulair patroon. Hierbij raakt de exorotatie het meest beperkt, gevolgd door de elevatie en vervolgens de endorotatie.

Weerstandstests zijn vaak min of meer pijnlijk omdat de rotatorcuffmusculatuur, de kapselspanners, deels aanhechten aan het gewrichtskapsel. Bij de tests wordt door contractie van de rotatorcuffmusculatuur aan het inflammatoire, pijnlijke kapsel getrokken.

De meeste impingementtests, rotatorcufftests en stabiliteitstests zijn ook pijnlijk omdat zij in de eindstanden van het glenohumerale gewricht worden uitgevoerd. Hierbij komt immers het inflammatoire gewrichtskapsel op spanning.

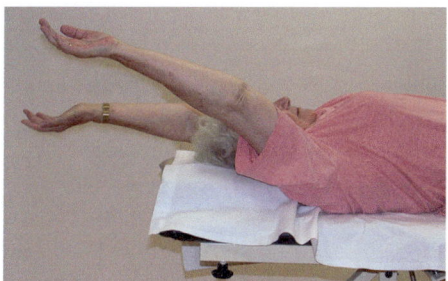

Figuur 3.1 Elevatie is actief en passief beperkt en pijnlijk. De mate van beperking is (nog) gering

Deze toegevoegde tests zijn dus alleen zinvol als uit het passieve bewegingsonderzoek blijkt dat er geen sprake is van pijnlijke beperkingen. In dat geval is er dus ook *geen* frozen shoulder.

In de meeste gevallen is de oorzaak van een frozen shoulder onbekend (primaire idiopathische frozen shoulder). In enkele gevallen ontstaat een frozen shoulder secundair aan een schouderoperatie, immobilisatie van de arm, trauma of verlamming van schoudermusculatuur.

3.2.1 Beloop van de aandoening

De klinische presentatie van een frozen shoulder verloopt in drie fasen:
1. Pijnlijke 'freezing' (bevriezende) fase of ontstekingsfase.
   In de ontstekingsfase staat de pijn op de voorgrond. Er is sprake van toenemende, hevige pijn en stijfheid (bewegingsbeperking) van de schouder als gevolg van inflammatie van het gewrichtskapsel (artritis). Pijn wordt uiteindelijk ook in rust gevoeld en is vaak het ergst in de nacht. Deze fase duurt 2 tot 9 maanden.
2. Stijve adhesieve 'frozen' (bevroren) fase.
   In deze stijfheidsfase neemt de pijn geleidelijk af en komen de bewegingsbeperking en stijfheid op de voorgrond te staan. De bewegingen zijn zowel passief als actief beperkt. Deze fase duurt 4 tot 12 maanden.
3. Herstel (ontdooiende) fase.
   In de derde fase is de pijn verdwenen en worden de beperkingen geleidelijk minder. Deze fase duurt 12 tot 42 maanden.

De prognose op lange termijn is meestal goed: na twee tot drie jaar is het grootste deel van de bewegingsbeperking verdwenen. De gemiddelde duur van het herstel van een frozen shoulder is meer dan dertig maanden. De tijdsduur kan zes maanden, maar ook tweeënhalf jaar zijn. Ongeacht de soort therapie verdwijnen de symptomen erg langzaam en in sommige gevallen blijft een lichte bewegingsbeperking over.

3.2.2 Differentiaaldiagnostiek

De symptomen van de volgende aandoeningen lijken soms verraderlijk veel op die van een frozen shoulder:
- Artrose: een glenohumerale artrose verloopt evenals de frozen shoulder geleidelijk en meestal volgens een capsulair patroon. Artrose heeft echter een zeer geleidelijk progressief verloop met toenemende pijn en bewegingsbeperkingen die in de loop van jaren ontstaan. Artrose is geen zelflimiterende aandoening, dus klachten verergeren in de loop van de tijd.
- Impingementsyndroom: vooral de symptomen van een beginnende frozen shoulder, waarbij de mate van pijn nog meevalt, kunnen suggereren dat er sprake is van een impingementsyndroom. Echter, bij een impingementsyndroom staat vooral de pijn op de voorgrond, zijn er geen of slechts in geringe mate bewegingsbeperkingen, en ontstaat er pijn vooral rond 90° abductie (painfull arc). Gewoonlijk zijn de passieve exorotatie en elevatie bij een impingementsyndroom niet of nauwelijks pijnlijk en niet beperkt. Het verschil tussen beide aandoeningen is in een later stadium veel beter te differentiëren. Als de bewegingsbeperkingen toenemen in de loop van enkele weken, kan men de diagnose frozen shoulder bevestigen.

3.3 Therapie

In de loop van de jaren zijn talloze behandelvormen, met wisselend succes, toegepast bij patiënten met een frozen shoulder. De bekendste therapieën worden hierna beknopt besproken.

▪▪ Informeren en adviseren

Leg de patiënt uit dat een frozen shoulder een zelflimiterende aandoening is die in de meeste gevallen binnen twee jaar vanzelf weer hersteld. In enkele gevallen kunnen lichte restbeperkingen blijven bestaan, maar deze zijn gewoonlijk niet hinderlijk in het dagelijks leven. Bereid de patiënt voor op een langzaam herstel en bespreek het beloop van de aandoening volgens de drie fasen, zodat de patiënt weet wat hij/zij kan verwachten per fase en weet dat geduld hierbij belangrijk is.
- *Pijnprovocatie:* geef aan dat het – vooral in de eerste fase van de aandoening – belangrijk is om in het dagelijkse leven pijnprovocerende activiteiten te vermijden [2].
- *Advisering over gebruik van de schouder tijdens dagelijkse handelingen:*
    - Steek eerst de aangedane arm in de mouw bij het aantrekken van een jas en/of trui.
    - Gebruik in de keuken een opstapje om voorwerpen uit een hoge kast te pakken zodat de arm niet al te hoog opgetild hoeft te worden.
    - Leg de muis dichtbij het toetsenbord en dus niet te ver opzij om een pijnlijke exorotatie te voorkomen.

Afwachtend beleid
Afwachtend beleid met eventueel enkele controleafspraken om de paar weken om het beloop van de aandoening te volgen, kan soms al voldoende zijn.

Medicatie
Pijnstillers en NSAID's worden veelal voorgeschreven tijdens de ontstekingsfase van een frozen shoulder. Er zijn echter geen gerandomiseerde gecontroleerde onderzoeken waarin de effectiviteit van NSAID's bij een frozen shoulder wordt bevestigd [3].

Injecties
Een intra-articulaire injectie met corticosteroïden kan tijdens de eerste fase van een frozen shoulder (ontstekingsfase) overwogen worden om de capsulitis tot rust te brengen en de pijn te verminderen [3].

Operatie
Als de patiënt niet goed kan omgaan met de pijn en de beperkingen als gevolg van de aandoening, kan de schouder onder narcose worden gemobiliseerd. Hierbij wordt met kracht het schouderkapsel losgetrokken.

Mobilisatie onder narcose wordt alleen uitgevoerd in de tweede fase van een frozen shoulder. Dit wordt gevolgd door intensieve passieve en actieve mobilisatie door de fysiotherapeut om de verkregen beweeglijkheid te behouden. De patiënt krijgt het advies om daarna ook thuis de schouder te bewegen binnen de pijngrens.

Fysiotherapie
Er is toenemende evidentie waaruit blijkt dat mobilisatietechnieken in de behandeling van een frozen shoulder zinvol zijn [6]. Verschillende technieken van tracties, translaties en passieve manoeuvres zijn beschreven om de schoudermobiliteit nog enigszins redelijk te houden [4, 5]. Daarnaast worden mobiliserende kapselrekoefeningen, actieve oefeningen en lichte spierversterkende oefeningen toegepast [6]. De intensiteit waarmee de oefeningen worden uitgevoerd, is afhankelijk van de fase waarin de patiënt zich bevindt; komt de patiënt van de 'meer-pijn-dan-stijfheidfase' in de 'meer-stijfheid-dan-pijnfase', dan neemt de intensiteit van het oefenen en de mobiliseren toe [5]. Er bestaat nog geen eenduidigheid over welk type mobilisatie- en/of manipulatietechniek het meest effectief is bij deze aandoening [6].

> **Type mobilisatie**
>
> Goede resultaten worden in de literatuur beschreven over eindstandig mobiliseren [4, 5]. Bij voorkeur wordt echter met enige voorzichtigheid en binnen de pijngrens gemobiliseerd. Dierks et al. (2004) [2] en Dias et al. (2006) [3] beschrijven namelijk dat in alle fasen van de aandoening voorzichtig bewegen van de aangedane schouder binnen de pijngrens een beter resultaat geeft dan het passief rekken en mobiliseren tot voorbij de pijngrens. Hun indruk is dat – vooral in het eerste stadium en in het begin van het tweede stadium – pijn tijdens het oefenen een ontstekingsreactie uitlokt en zo het ziekteproces juist verlengt.

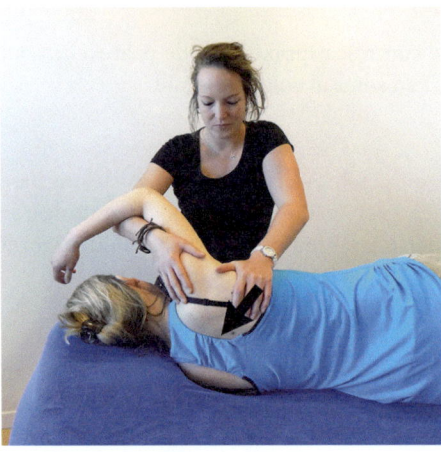

Figuur 3.2 De therapeut fixeert de (zover mogelijk) geëleveerde aangedane arm en mobiliseert tegelijkertijd de scapula naar mediorotatie

Fixatie

Omdat de patiënt vanwege de glenohumerale beperkingen de meeste beweeglijkheid bij het eleveren van de arm uit het scapulothoracale glijvlak haalt, is het belangrijk de scapula te fixeren alvorens het glenohumerale gewricht passief te mobiliseren. De humerus moet immers worden bewogen ten opzichte van de scapula.

De tegenovergestelde behandeling is ook mogelijk: de scapula wordt passief naar mediorotatie gemobiliseerd terwijl de geabduceerde arm gefixeerd wordt. Een goede mogelijkheid hiervoor: de patiënt ligt op de niet-aangedane arm in zijligging. De therapeut fixeert de (zover mogelijk) geëleveerde aangedane arm en mobiliseert tegelijkertijd de scapula naar mediorotatie (◘fig. 3.2) [7].

Gezien de kapselverkortingen die ontstaan bij een frozen shoulder, kunnen in de tweede en derde fase mobiliserende oefeningen worden opgegeven voor thuis. Voorbeelden van mobiliserende oefeningen zijn te vinden in het oefenprogramma van ►H. 4.

3.4 Nadere informatie

Nadere informatie over de frozen shoulder is te vinden in een eerdere uitgave van *Orthopedische Casuïstiek*:
- Onderzoek en behandeling van de schouder, ►H. 7 en 7a.

Literatuur

1 Walmsley S, Osmotherly PG, Rivett DA. Movement and pain patterns in early stage primaryidiopathic adhesive capsulitis a factor analysis. Physiotherapy. 2014;100(4):336–43.
2 Diercks RL, Stevens M. Gentle thawing of the frozen shoulder: a prospective study of supervised neglect versus intensive physical therapy in seventy-seven patients with frozen shoulder syndrome followed up for two years. J Shoulder Elbow Surg. 2004;13(5):499–502.
3 Dias R, Cutts S, Massoud S. Frozen shoulder. BMJ. 2005 Dec 17;331(7530):1453–6. Review.
4 Vermeulen HM, Rozing PM, Obermann WR, Cessie S le, Vliet Vlieland TP. Comparison of high-grade and low-grade mobilization techniques in the management of adhesive capsulitis of the shoulder: randomized controlled trial. Phys Ther. 2006;86(3):355–68.
5 Lewis J. Frozen shoulder contracture syndrome – Aetiology, diagnosis and management. Man Ther. 2015;20(1):2–9.
6 Çelik D, Kaya Mutlu E. Does adding mobilization to stretching improve outcomes for people with frozen shoulder? A randomized controlled clinical trial. Clin Rehabil. 2016;30(8):786–94.
7 Stenvers JD. De primaire frozen shoulder. Utrecht: De Tijdstroom; 1994.

Oefenprogramma frozen shoulder en glenohumerale artrose

Patty Joldersma

Samenvatting

In dit hoofdstuk tonen 30 illustraties het oefenprogramma dat wordt toegepast bij de behandeling van een frozen schouder en glenohumerale artrose.

4.1	Algemene mobilisatieoefeningen schoudergordel en glenohumeraal – 32	
4.2	Rekoefeningen van het achterste gewrichtskapsel – 33	
4.3	Rekoefening van het voorste gewrichtskapsel en de m. pectoralis major – 34	
4.4	Mobilisatieoefeningen glenohumeraal – 34	
4.4.1	Mobilisatie van de anteflexie/elevatie – 36	
4.4.2	Mobilisatie van de retroflexie – 37	
4.4.3	Mobilisatie van de exorotatie – 37	
4.4.4	Mobilisatie van de endorotatie – 38	
4.4.5	Mobilisatie van de abductie – 38	
4.4.6	Mobilisatie van de horizontale abductie – 39	
4.5	Mobilisatieoefeningen met de pulley – 40	

© Bohn Stafleu van Loghum, onderdeel van Springer Media B.V. 2018
K. van Nugteren, P. Joldersma en J. Otten (Red.), *Oefenprogramma's voor schouderaandoeningen*, Orthopedische Casuïstiek, DOI 10.1007/978-90-368-1924-4_4

Dit oefenprogramma kan gebruikt worden voor de frozen shoulder en voor glenohumerale artrose. De oefeningen zijn ook geschikt voor andere schouderaandoeningen waarbij mobiliserende oefeningen nodig zijn.

Het programma bestaat uit rustig uitgevoerde bewegingen tot aan de pijngrens. De opbouw is als volgt:
1. Algemene mobilisatieoefeningen schoudergordel en glenohumeraal: ◘fig. 4.1.
2. Rekoefeningen van het achterste gewrichtskapsel: ◘fig. 4.2.
3. Rekoefeningen van het voorste gewrichtskapsel en de m. pectoralis major: ◘fig. 4.3.
4. Mobilisatieoefeningen glenohumeraal: ◘fig. 4.4, 4.5, 4.6, 4.7, 4.8, 4.9, 4.10, 4.11, 4.12, 4.13 en 4.14.
5. Mobilisatieoefeningen met de pulley: ◘fig. 4.15 en 4.16.

4.1 Algemene mobilisatieoefeningen schoudergordel en glenohumeraal

Zie ◘fig. 4.1.

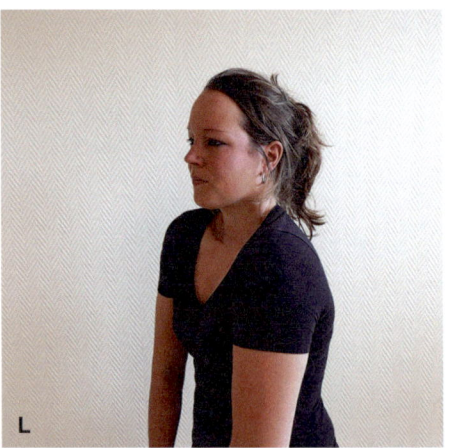
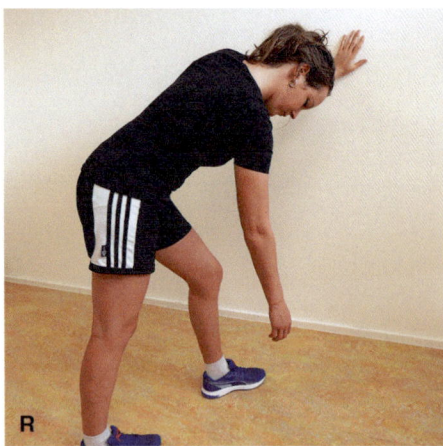

◘ **Figuur 4.1** **L** Schoudergordel rondjes draaien, voor- en achterwaarts bewegen en/of de schouders optrekken en naar beneden bewegen. **R** Pendeloefening: met voorovergebogen lichaam ontspannen bungelen met de arm in alle richtingen

4.2 Rekoefeningen van het achterste gewrichtskapsel

Zie ◘ fig. 4.2.

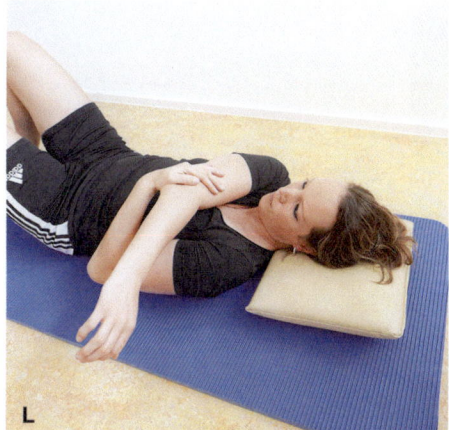 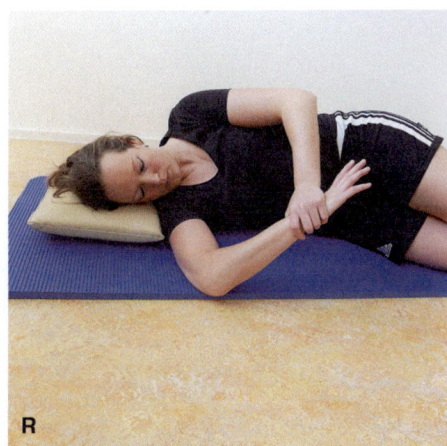

◘ **Figuur 4.2** **L** Cross body stretch. Bij de cross body stretch pakt de patiënt de bovenarm van de aangedane zijde vast en trekt deze richting borst. De scapula wordt gefixeerd door de ondergrond. Het rekgevoel hoort de patiënt aan de achterzijde van de schouder te voelen. Houd dit enkele seconden vast. **R** Sleeper stretch. Bij de sleeper stretch ligt de patiënt in zijlig op de aangedane schouder. Met de aangedane arm in 90° abductie en de elleboog 90° gebogen duwt de patiënt met de hand van de andere arm de onderarm naar beneden (richting endorotatie). Het rekgevoel hoort de patiënt te voelen aan de achterzijde van de schouder. Houd dit enkele seconden vast

4.3 Rekoefening van het voorste gewrichtskapsel en de m. pectoralis major

Zie ◘ fig. 4.3.

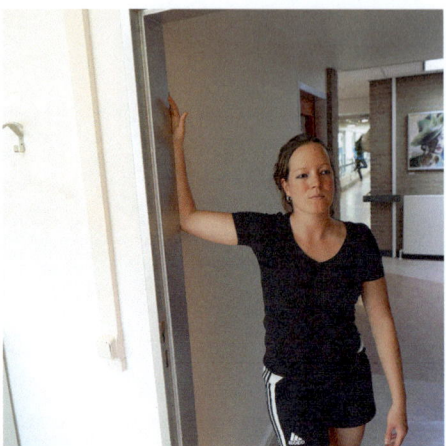

◘ **Figuur 4.3** Rekoefening van het voorste kapsel en van de m. pectoralis major (pars sternoclavicularis): Breng de arm zijwaarts op schouderhoogte (in 90° abductie) met gebogen elleboog en draai met de romp weg van de deurpost zodat rek wordt gevoeld aan de voorzijde van de schouder. Houd de arm in 135° abductie als men het lager gelegen pars sternocostalis van de grote borstspier wil rekken

4.4 Mobilisatieoefeningen glenohumeraal

Zie ◘ fig. 4.4, 4.5 en 4.6.

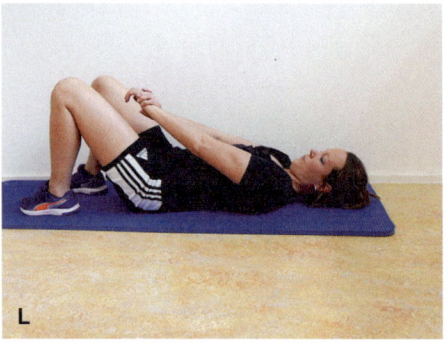 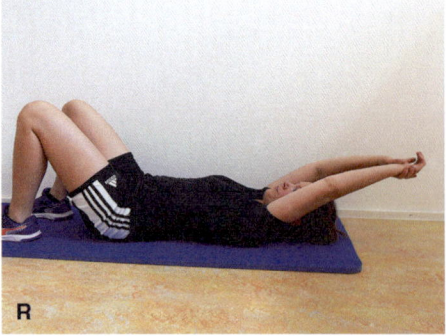

◘ **Figuur 4.4** L en R Elevatie: pak de aangedane arm vast bij de pols en breng deze met ondersteuning van de gezonde arm naar achteren. Dit kan ook met een gewichtje in de handen

4.4 · Mobilisatieoefeningen glenohumeraal

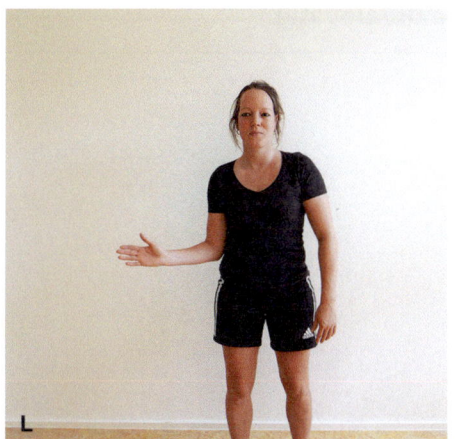
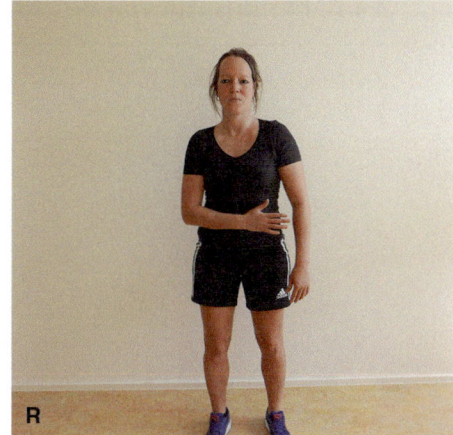

▪ **Figuur 4.5** **L en R** Exorotatie: breng de onderarm naar buiten en binnen terwijl de elleboog in de zij gefixeerd blijft. Houd hierbij de romp stil; deze mag niet mee draaien

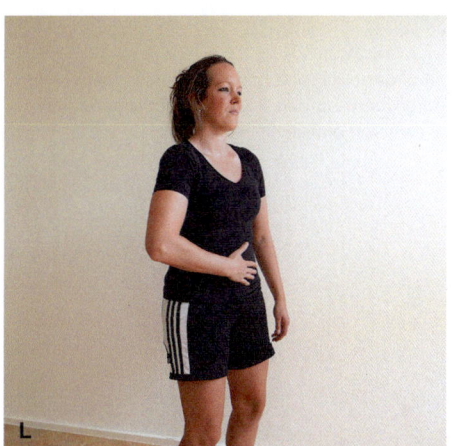
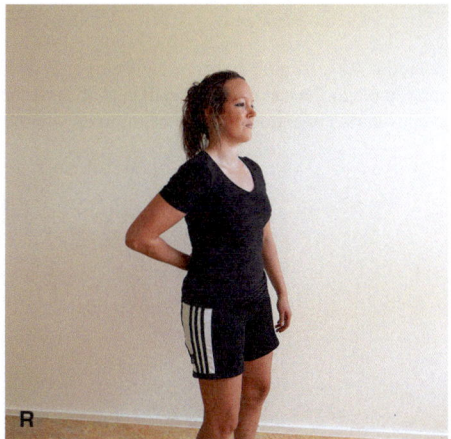

▪ **Figuur 4.6** **L en R** Endorotatie: breng de arm met gebogen elleboog en hand voor de navel en beweeg de hand dan naar achter de rug. Lukt dit niet, breng de hand dan tot de zij in plaats van de rug

4.4.1 Mobilisatie van de anteflexie/elevatie

Zie ■fig. 4.7 en 4.8.

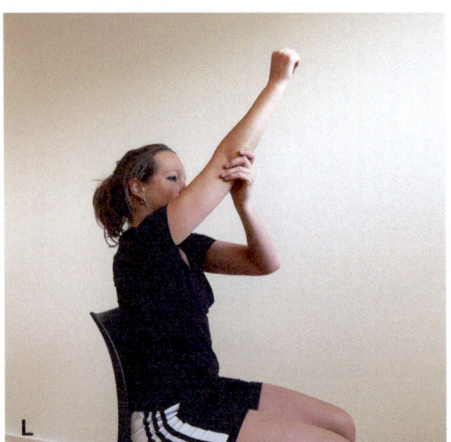
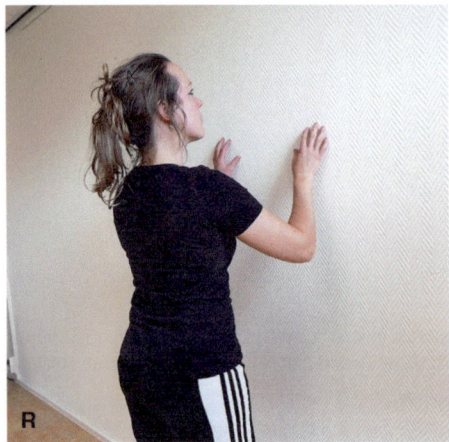

■ **Figuur 4.7** **L** Breng de aangedane arm ondersteund door de andere arm omhoog en vervolgens weer terug omlaag. Dit kan met weinig of veel ondersteuning uitgevoerd worden. **R** Kruip met de vingers van beide handen naar boven tegen de muur en vervolgens weer terug omlaag

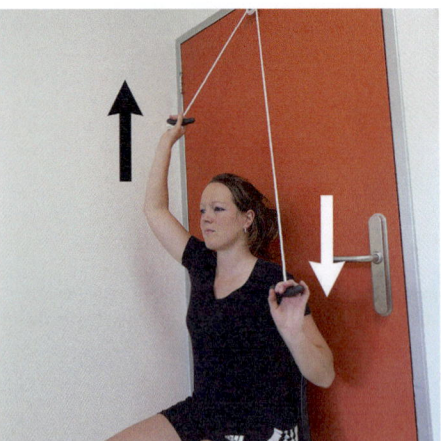

■ **Figuur 4.8** Katroloefening: mobilisatie van de rechterschouder

4.4.2 Mobilisatie van de retroflexie

Zie ◘ fig. 4.9.

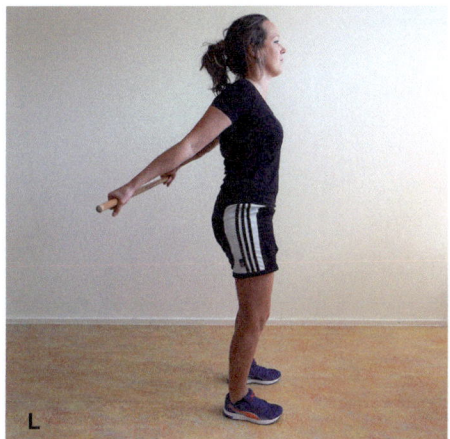 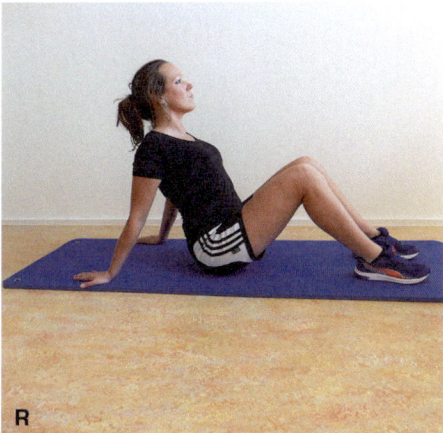

◘ **Figuur 4.9** **L** Pak de stok achter de rug met beide handen vast en breng hem met gestrekte armen naar achteren en vervolgens weer terug. De romp mag niet mee voorover bewegen.
R Zit op de grond met de armen gesteund naar achteren. Breng de borst naar voren zodat er rek aan de voorzijde van de schouder en borst gevoeld wordt. Houd dit een paar seconden vast

4.4.3 Mobilisatie van de exorotatie

Zie ◘ fig. 4.10.

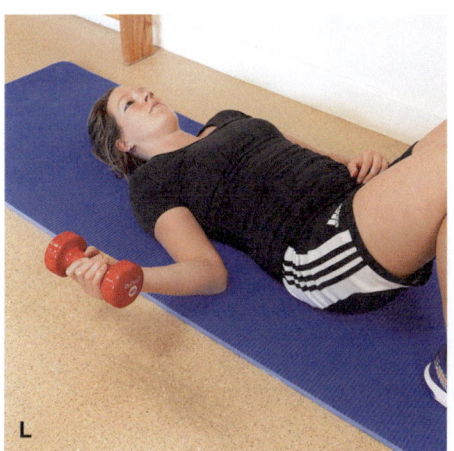 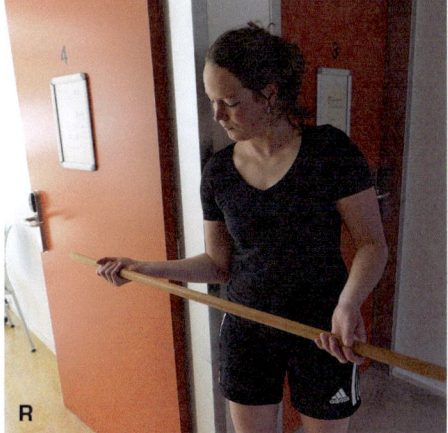

◘ **Figuur 4.10** **L** Draai met een 90° gebogen elleboog de onderarm naar buiten (omlaag) en weer terug met of zonder gewicht in de hand terwijl de elleboog op zijn plaats blijft. **R** Pak met beide handen de stok vast met de handpalmen naar boven. Fixeer de elleboog 90° gebogen tegen de deurpost en breng met behulp van de stok de onderarm naar buiten en vervolgens weer terug

4.4.4 Mobilisatie van de endorotatie

Zie ◘ fig. 4.11.

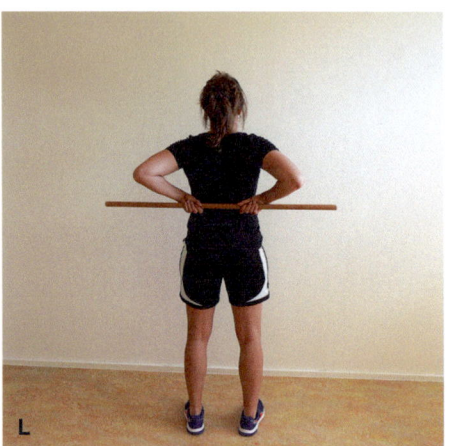 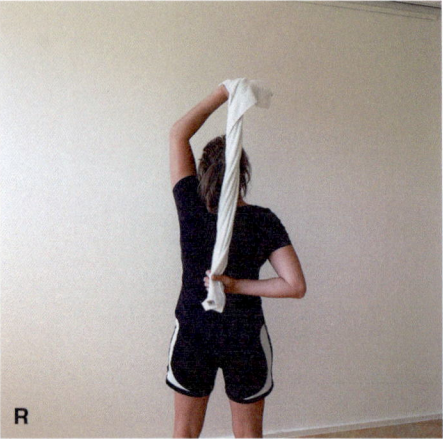

◘ **Figuur 4.11** **L** Pak met beide handen de stok vast en beweeg de stok omhoog en omlaag. **R** Pak de handdoek onder achter de rug vast met de aangedane arm en boven met de gezonde arm. Trek de handdoek rustig omhoog en omlaag. Deze oefening kan alleen uitgevoerd worden als de patiënt de arm überhaupt achter de rug krijgt

4.4.5 Mobilisatie van de abductie

Zie ◘ fig. 4.12.

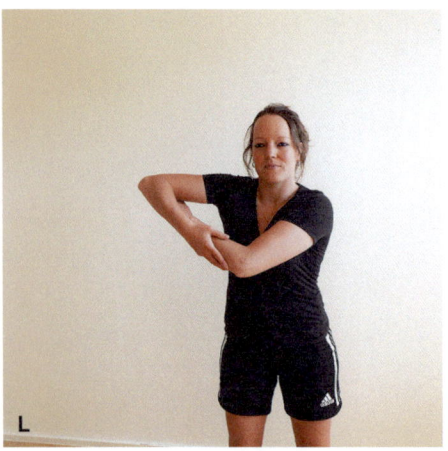 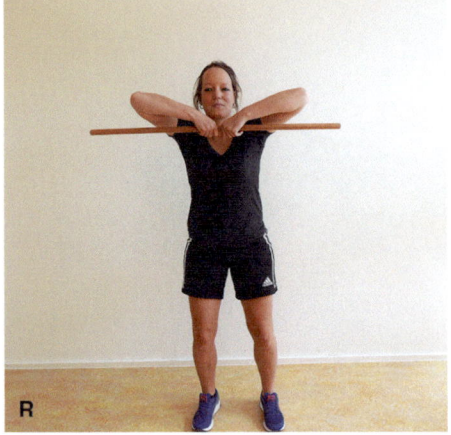

◘ **Figuur 4.12** **L** Wiegbeweging: maak een wiegbeweging met de armen in zijwaartse richting. De aangedane arm wordt hierbij ondersteund door de gezonde arm. **R** Upright row met stok (abductie-endorotatie): Haal de stok naar boven met de handen tot net onder de kin. Houd hierbij de ellebogen hoger dan de polsen

4.4.6 Mobilisatie van de horizontale abductie

Zie ◘ fig. 4.13 en 4.14.

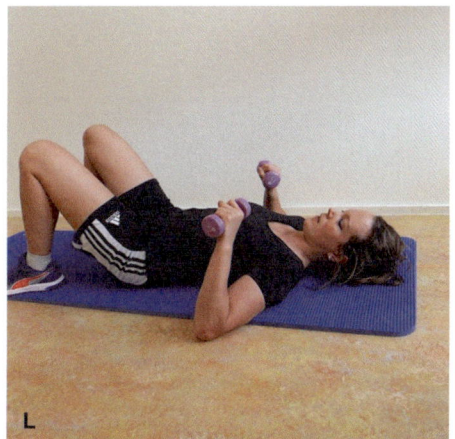 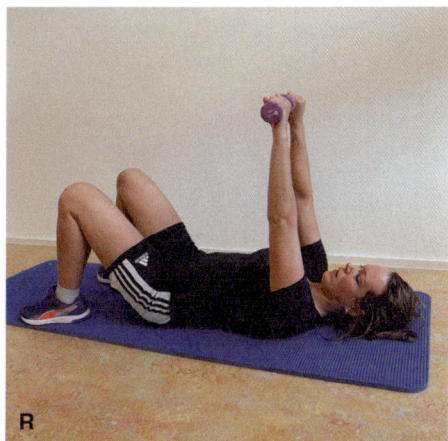

◘ **Figuur 4.13** L en R Dumbell press: strek de armen naar voren met de gewichten naar elkaar toe en laat de armen vervolgens weer zakken

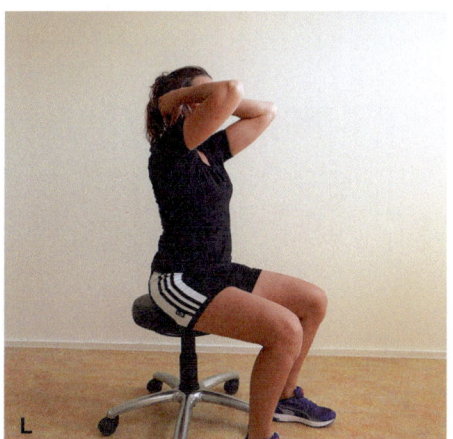 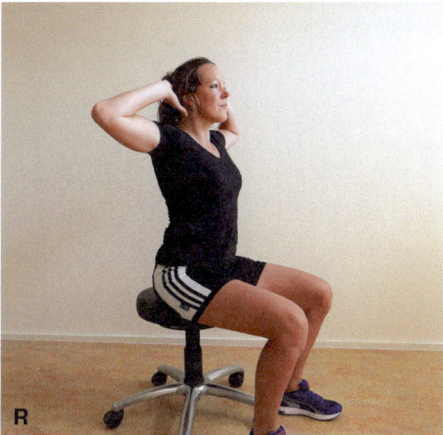

◘ **Figuur 4.14** L en R Plaats de handen achter het hoofd en breng de ellebogen naar binnen en buiten

4.5 Mobilisatieoefeningen met de pulley

Mobilisatieoefeningen van de schouder met gebruikmaking van lichte of zwaardere contragewichten bij de pulley met als doel de schouder in een bepaalde richting te trekken.

Zie ◘ fig. 4.15 en 4.16.

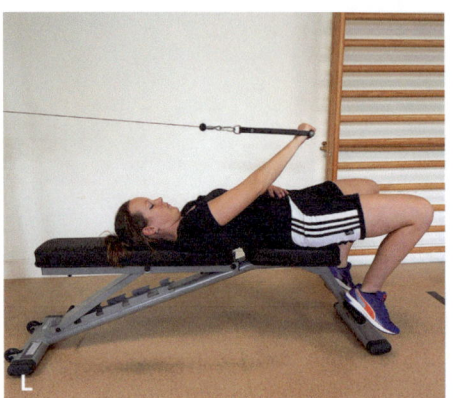
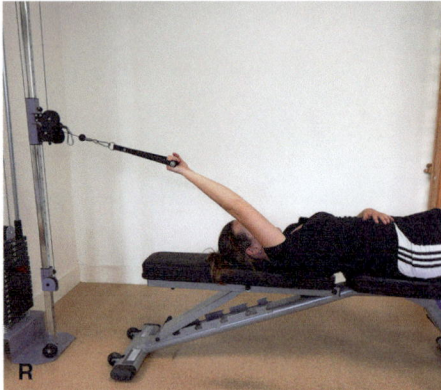

◘ **Figuur 4.15** L en R Pak met één hand de pulley vast en beweeg de arm gestrekt naar voren en achteren. Indien de pulley qua hoogte lager wordt gezet, wordt de arm meer richting eindstandige elevatie getrokken

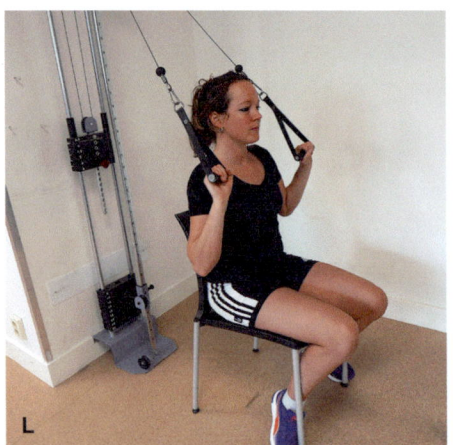
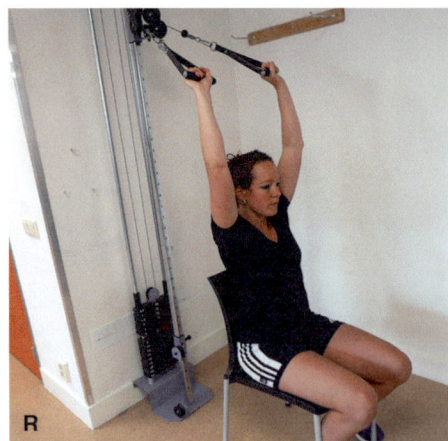

◘ **Figuur 4.16** L en R Pak met beide handen de pulley vast en beweeg de armen omhoog en omlaag. Bij deze oefening kan tot maximale elevatie geoefend worden

Artrose van het glenohumerale gewricht

Patty Joldersma

Samenvatting

Dit hoofdstuk beschrijft een kenmerkende casus van een glenohumerale artrose met daarbij de bevindingen van het functieonderzoek en de belangrijkste klinische test. De bespreking na de casus maakt duidelijk hoe de aandoening te differentiëren is van de frozen shoulder. Ten slotte worden de therapeutische mogelijkheden beschreven.

5.1 Voorbeeldcasus – 42

5.1.1 Bevindingen bij onderzoek, enkele jaren na het begin van de klachten – 42

5.2 Bespreking – 42

5.3 Conservatieve therapie – 43

5.4 Operatieve therapie – 45

5.1 Voorbeeldcasus

Een 60-jarige man krijgt heel geleidelijk in de loop van enkele jaren steeds meer last van de schouder. De klachten wisselen nogal van intensiteit. Er zijn weken dat het vrij goed gaat, maar soms, vooral als hij de arm veel gebruikt heeft, neemt de pijn sterk toe. Hij voelt de pijn meestal alleen aan de laterale zijde van de schouder maar bij veel pijn straalt deze uit tot aan de elleboog. De arm hoog optillen en de arm op de rug brengen kosten hem moeite en doen ook vaak pijn. Hoe verder de patiënt de arm optilt, des te meer pijn het doet. Pijnprovocerende activiteiten zijn: aan- en uitkleden, ramen lappen, voorwerpen uit een hoog keukenkastje pakken, een jas aantrekken en op de arm liggen. Als hij veel last heeft, is er ook sprake van nachtelijke pijn en pijn in rust. Soms voelt de patiënt iets knisperen of knakken als hij de schouder beweegt. Vaak verdwijnt dit weer als hij de arm wat meer beweegt.

5.1.1 Bevindingen bij onderzoek, enkele jaren na het begin van de klachten

- Bewegingen van de nek provoceren geen pijn.
- Bewegingen van de schoudergordel provoceren geen pijn.
- Pijnlijk beperkte exorotatie, abductie en endorotatie van de schouder (capsulair patroon).
- In ruglig is duidelijk zichtbaar dat de aangedane rechterarm circa 30° minder geëleveerd kan worden dan de niet-aangedane linkerarm.
- Er is geen painfull arc aanwezig.
- Impingementtests, rotatorcufftests en stabiliteitstests zijn alle enigszins pijnlijk.
- Crepitaties worden gevoeld en/of gehoord tijdens bewegingen glenohumeraal.

5.2 Bespreking

Artrose wordt gekenmerkt door zeer geleidelijke toename van pijn en bewegingsbeperkingen. Door overbelasting kan, als gevolg van irritatie van het gewricht, de pijn toenemen.

Bij een schouderartrose is er meestal sprake van een capsulaire bewegingsbeperking. Hierbij raakt de exorotatie het meest beperkt, gevolgd door de elevatie en vervolgens de endorotatie. In geval van een vervorming van de humeruskop (◘ fig. 5.1) hoeft er niet meer echt sprake te zijn van een klassiek capsulair patroon maar kunnen de beperkingen in een andere volgorde optreden.

Impingementtests, rotatorcufftests en stabiliteitstests zijn veelal pijnlijk bij artrose omdat bij veel van deze tests de eindstand van het gewricht wordt bereikt en er aan het geïrriteerde kapsel getrokken wordt. Deze tests uitvoeren is bij schouderartrose dus niet erg zinvol; meestal zijn deze tests dan vals-positief.

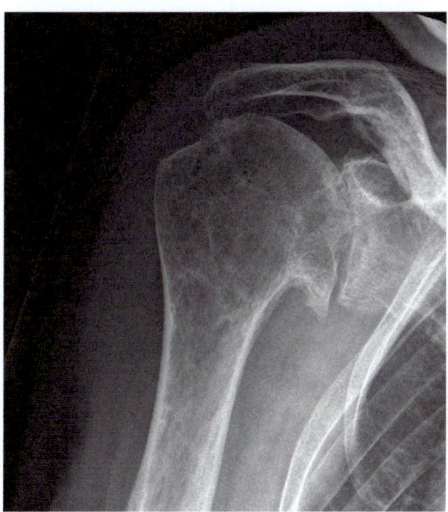

Figuur 5.1 Een röntgenopname van een glenohumerale artrose, ontstaan in de loop van vele jaren. Bij een dergelijke vervorming van de humeruskop kunnen bewegingsbeperkingen ontstaan volgens een niet-capsulair patroon

Differentiaaldiagnostisch kan men denken aan een frozen shoulder. Echter, een frozen shoulder heeft een karakteristiek patroon qua beloop van de aandoening. Hierbij ontstaan de klachten in de loop van enkele weken tot maanden in plaats van jaren. Daarnaast is er bij een frozen shoulder in de eerste fase sprake van hevige pijn en een duidelijke toename van pijn en bewegingsbeperking. Bij een artrose verloopt dit proces geleidelijker en milder. Daarnaast zullen de klachten bij artrose na enkele maanden tot jaren niet vanzelf weer verdwijnen, wat wel het geval is bij een frozen shoulder.

5.3 Conservatieve therapie

De conservatieve therapie bij artrose van de schouder bestaat uit:

Informeren en adviseren

Voorlichting over de aandoening schouderartrose en geruststelling is belangrijk aangezien het woord 'slijtage' ofwel 'artrose' de indruk wekt dat er niets meer aan te doen valt. Dit denken veel patiënten dan ook ten onrechte. Van belang is uitleggen dat genezen niet lukt, maar dat er wel degelijk iets te doen valt aan de klachten die men ondervindt. Daarnaast dient te worden geadviseerd pijnprovocerende activiteiten, indien mogelijk, te vermijden om irritatie van het gewrichtskapsel te voorkomen. Hierbij is het van belang de patiënt te adviseren omtrent belasting en belastbaarheid van de schouder.

■■ De glenohumerale mobiliteit verbeteren

Omdat er bewegingsbeperkingen ontstaan bij schouderartrose, bestaat een deel van het oefenprogramma uit mobiliserende oefeningen voor het glenohumerale gewricht. Als in het dagelijks leven het schoudergewricht in de eindstanden belast wordt en dus het gewrichtskapsel op spanning komt, ontstaan pijnklachten. Zodra gewrichten beweeglijker worden en de arm dus niet meer zo vroegtijdig in de eindstand van het gewricht komt, treedt minder snel pijn op. Er kan zowel actief als passief worden gemobiliseerd. Dit kan de behandelaar doen, maar ook de patiënt zelf met behulp van de andere arm. Zie ▶H. 4 voor een groot scala aan mobilisatieoefeningen van de schouder.

■■ Spierversterking van rotatorcuffspieren en globale schouderspieren

Net als bij knie- en heupartrose is ook bij schouderartrose versterking van de spieren rondom het gewricht van belang. In het geval van schouderartrose gaat het vooral om het versterken van de rotatorcuffspieren omdat deze de humeruskop netjes in de kom gecentreerd houden en zo een fysiologische glijbeweging tussen de gewrichtsoppervlakken mogelijk maken. Zie ▶H. 9 voor spierversterkende oefeningen voor de rotatorcuffspieren. Verder kunnen ook de globale schouderspieren[1] versterkt worden, zoals de m. deltoideus, de m. pectoralis major, de m. latissimus dorsi en de m. triceps brachii. Tevens kunnen de scapulothoracale spieren getraind worden.

---

1 Globale spieren zijn spieren die relatief ver van het gewricht af liggen: zij kunnen hierdoor veel kracht leveren maar zijn minder geschikt om het gewricht te stabiliseren.

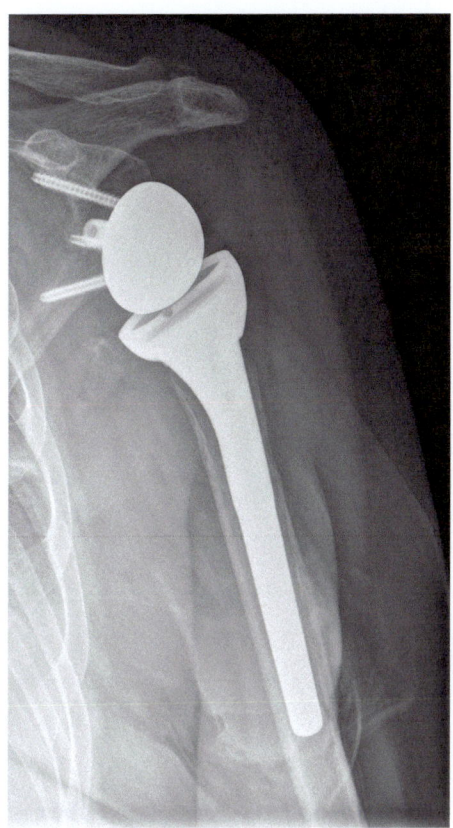

Figuur 5.2 Röntgenopname van een 'omgekeerde' totale schouderprothese

5.4 Operatieve therapie

Als conservatieve therapie onvoldoende effect heeft, kan men overwegen een endoprothese in de schouder te implanteren (fig. 5.2).[2]

---

2 Nadere informatie over endoprothesen van het schoudergewricht, inclusief postoperatieve revalidatie, is te vinden in een eerdere uitgave van Orthopedische Casuïstiek: Kunstgewrichten: bovenste extremiteit.

Subacromiaal impingementsyndroom

Jacintha Otten, Patty Joldersma en Arent Snaak

Samenvatting

Hoofdstuk 6 bevat een casus van een patiënt met een impingementsyndroom. De term impingementsyndroom is enigszins verwarrend omdat het suggereert dat het een enkele aandoening is met een duidelijke oorzaak. Er kunnen echter verschillende oorzaken aan ten grondslag liggen. Dit heeft consequenties voor de therapie die men kan toepassen om het probleem te verhelpen.

6.1 Voorbeeldcasus – 48
6.1.1 Bevindingen bij onderzoek een half jaar na het begin van de klachten – 48

6.2 Bespreking – 48
6.2.1 Mechanisme – 48

6.3 Therapie – 50
6.3.1 Oorzakelijke therapie – 50

6.4 Nadere informatie – 52

Literatuur – 52

© Bohn Stafleu van Loghum, onderdeel van Springer Media B.V. 2018
K. van Nugteren, P. Joldersma en J. Otten (Red.), *Oefenprogramma's voor schouderaandoeningen*,
Orthopedische Casuïstiek, DOI 10.1007/978-90-368-1924-4_6

6.1 Voorbeeldcasus

Een 40-jarige vrouw werkt sinds een jaar als caissière in een supermarkt en krijgt de laatste tijd steeds meer last van de schouder tijdens haar werkzaamheden. Zij is klein van postuur en moet bijna de hele werkdag boodschappen van klanten verplaatsen. Ze heeft de indruk dat zij iets boven haar macht moet werken. Pijn ontstaat aan de anterolaterale zijde van de schouder en straalt uit in de richting van de elleboog. Als zij veel last heeft, kan de pijn uitstralen tot in de hand. Vooral het zijwaarts heffen van de arm provoceert pijn. Voorwaarts heffen is meestal geen probleem. In rust heeft zij geen last, tenzij ze 's nachts op de aangedane schouder ligt. Het is ook pijnlijk als ze haar beha op de rug wil vastmaken.

6.1.1 Bevindingen bij onderzoek een half jaar na het begin van de klachten

- De passieve mobiliteit is onaangetast. Wel zijn de elevatie en de endorotatie eindstandig enigszins pijnlijk.
- Er is een painfull arc rond de 90° abductie.
- Impingementtests, zoals de Neer test, Hawkins-Kennedy test en empty can test (Jobe test) zijn alle positief.
- Weerstandstests zijn pijnlijk voor wat de abductie en exorotatie betreft.
- De lag tests zijn negatief.

6.2 Bespreking

Het subacromiaal impingementsyndroom is een zeer veel voorkomende aandoening, waarbij subacromiaal gelegen structuren worden 'ingeklemd' tussen schouderkop en schouderdak. Dit gebeurt vooral wanneer de arm zijwaarts omhoog wordt getild. Impingement (inklemming) kan in principe optreden door twee oorzaken: *vernauwing* van de subacromiale ruimte, of *zwelling* van subacromiaal weefsel, peesweefsel en/of slijmbeurs. Er zijn veel factoren die een dergelijk beeld kunnen oproepen. De ernst varieert van lichte pijn bij het heffen van zware voorwerpen tot ondraaglijke pijn wanneer men de arm enigszins probeert op te tillen.

Het schouderdak bestaat uit het acromion, de processus coracoideus en het ertussen gespannen ligamentum coracoacromialis. De belangrijkste subacromiaal gelegen structuren zijn de pezen van de rotatorcuffspieren, de bursa subacromialis en het craniale deel van het gewrichtskapsel (◘ fig. 6.1).

6.2.1 Mechanisme

De eerste 90° abductie van de arm wordt voornamelijk tot stand gebracht door contractie van de m. deltoideus (pars acromialis). Tijdens de eerste 90° abductie

6.2 · Bespreking

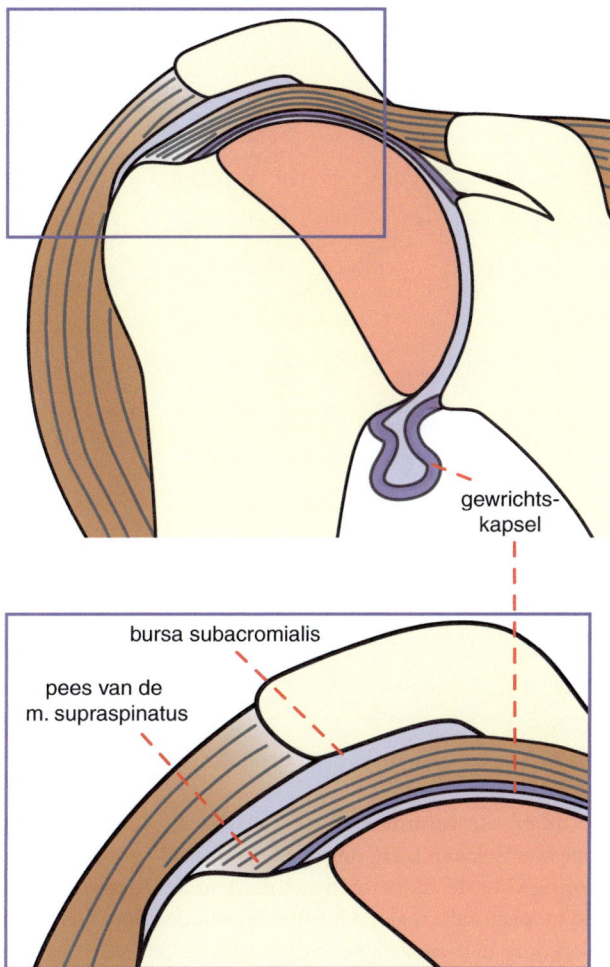

◘ **Figuur 6.1** De belangrijkste subacromiale structuren

wordt de humeruskop door deze spier naar het acromion toe getrokken (◘fig. 6.2). Om te voorkomen dat de humerus tegen het acromion 'botst', zal de rotatorcuffmusculatuur contraheren. Hierdoor wordt de humeruskop, op ongeveer één centimeter afstand van het acromion, gefixeerd in de kom. Alle rotatorcuffspieren hebben namelijk een dusdanig verloop, dat de humeruskop tijdens contractie naar caudaal wordt getrokken. Verder wordt de humeruskop door de rotatorcuffmusculatuur stevig in de kom gefixeerd. Deze perfecte samenwerking van spieren is essentieel voor een soepel verlopende elevatie van de arm. Soms wordt om een of andere reden de werking van de rotatorcuffmusculatuur tijdens abductie van de arm dusdanig verstoord, dat de humeruskop naar craniaal migreert, in de richting van het acromion. Dit is een belangrijke oorzaak voor het ontstaan van het zogenaamde 'impingementsyndroom'.

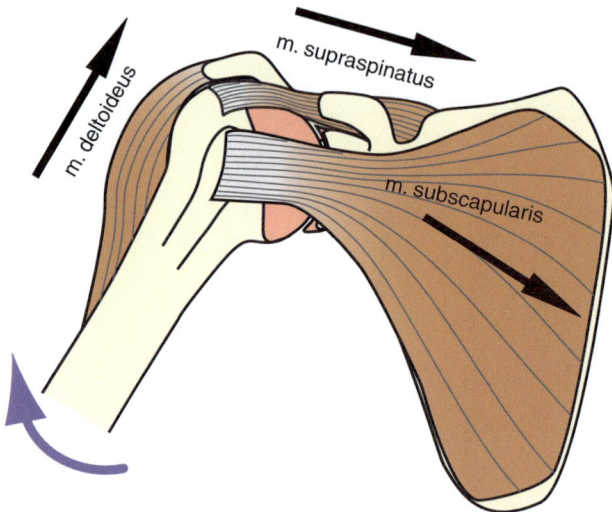

◘ **Figuur 6.2** Tijdens de eerste 90° abductie wordt de humeruskop door de m. deltoideus naar het acromion toe getrokken. Om te voorkomen dat de humerus tegen het acromion 'botst', contraheert de rotatorcuffmusculatuur

6.3 Therapie

Subacromiaal impingement kan in het algemeen goed behandeld worden met conservatieve therapie.

Om in eerste instantie de pijn te verminderen die ontstaat als gevolg van het ingeklemde, geïrriteerde peesweefsel, kan men, ongeacht de oorzaak, beginnen met een spierversterkende oefening voor de adductoren van de arm: de latissimus dorsi en het onderste deel van de m. pectoralis major. Oefeningen van de adductoren van de arm zijn zinvol aangezien deze niet-aangedane spieren tijdens het heffen van de arm in staat zijn een craniale migratie van de schouderkop tegen te gaan (zie ►H. 7): ze trekken de humeruskop omlaag waardoor meer ruimte gecreëerd wordt tussen schouderdak en schouderkop. Op deze manier kunnen de oefeningen ervoor zorgen dat inklemming van subacromiale structuren vermindert. Aangeraden wordt om deze oefening minimaal twee keer per dag in drie setjes van vijftien herhalingen te doen. Zie ►H. 7 voor spierversterkende oefeningen van de adductoren.

6.3.1 Oorzakelijke therapie

Omdat subacromiaal impingement verschillende oorzaken kan hebben, is het niet mogelijk een standaardoefenprogramma hiervoor te maken. Effectieve therapie dient zich te richten op de oorzaak en eventuele onderliggende factoren die de inklemming veroorzaken en/of in stand houden.

Hierna worden kort enkele oorzaken met bijbehorende specifieke therapie besproken.

Rotatorcufftendinose

In veel gevallen is een disfunctie van de rotatorcuff de oorzaak van impingement. Zwelling van gedegenereerde rotatorcuffpezen in een relatief nauwe subacromiale poort veroorzaakt pijn door mechanische druk. In geval van impingement als gevolg van een rotatorcufftendinose is een excentrisch spierversterkend oefenprogramma van de rotatorcuffspieren noodzakelijk. Zie hiervoor ►H. 8 en 9.

Rotatorcufftendinitis en/of bursitis

Als er sprake is van impingement door een tendinitis en/of bursitis, is in eerste instantie gedoseerde rust de aangewezen behandeling totdat de tendinitis gedoofd is. Daarna kunnen eventueel de adductieoefeningen van ►H. 7 worden toegepast ter behandeling van restklachten.

Een tendinitis kan een traumatische oorzaak hebben, zoals een val op de schouder waarbij de pezen en de subacromiale bursa een letsel oplopen.

Trauma

Een tendinitis kan ook ontstaan door een niet-traumatische oorzaak, zoals een tendinitis calcarea in de resorptiefase van de aandoening. In het laatste geval ontstaat spontaan een felle inflammatie van een kalkspat binnen de pees. Dit veroorzaakt hevige pijn en onvermogen de arm actief te heffen. Niet zelden breidt de ontsteking zich uit tot de bursa subacromialis met zwelling van de slijmbeurs. Hierdoor komt het inflammatoire subacromiale weefsel in nog sterkere mate klem te zitten. Meestal wordt deze aandoening een acute bursitis genoemd.

Tendinitis calcarea

Rotatorcuffruptuur

Als gevolg van een rotatorcuffruptuur treedt er in veel gevallen een craniale migratie van de humeruskop op, met als gevolg een kleinere subacromiale ruimte en grote kans op subacromiaal impingement. Zie hiervoor ►H. 10 en 11.

Anterieure schouderinstabiliteit

Bij impingement op basis van anterieure instabiliteit dient de stabiliteit van het glenohumerale gewricht verbeterd te worden en wordt er gewerkt met een stabiliserend oefenprogramma. Zie hiervoor ►H. 12 en 13.

Nauwe subacromiale ruimte

Een van nature nauwe ruimte tussen schouderdak en humeruskop zal gemakkelijker leiden tot een subacromiaal impingementsyndroom dan een grote subacromiale ruimte. Er bestaan verschillende anatomische variaties van de vorm van het acromion die een nauwe ruimte kunnen veroorzaken.

Verminderde thoracale extensie

Aangezien extensie van de thoracale wervelkolom een vereiste is om een volledige beweeglijkheid van de schouder te verkrijgen, is de invloed van een thoracale kyfose niet te verwaarlozen. Zo kan een versterkte thoracale kyfose de subacromiale ruimte verkleinen doordat de scapula meer in protractie en anterior tilt komt te staan. In ►H. 7 staan mobiliserende oefeningen voor de thoracale extensie. Het verdient aanbeveling om ook bij het uitvoeren van *schouder*oefeningen op de stand van de thoracale wervelkolom te letten.

> **Scapulaire dyskinesie**
>
> Binnen de fysiotherapie is het gebruikelijk om bij onderzoek en behandeling van schouderproblematiek ook de stand van de scapula te betrekken. De onderliggende ratio vanuit de biomechanica is dat de scapula een sturende rol speelt bij schouderbewegingen en dat een afwijkende oriëntatie van de scapula, scapulaire dyskinesie, een mogelijke oorzaak is van schouderpijn. Onderzoek binnen de fysiotherapie was gericht op ontwikkeling van betrouwbare tests en behandelmethodes van scapulaire dyskinesie [1]. De laatste jaren is echter discussie ontstaan over de rol van de scapulaire dyskinesie bij schouderproblematiek. Het is anno 2017 onduidelijk of een afwijkende stand van de scapula oorzaak of gevolg is van schouderproblematiek. Uit reviewonderzoek blijkt vooralsnog geen verband tussen de stand van de scapula en subacromiaal impingementsyndroom [2]. De oriëntatie van de scapula verschilt per individu, een afstaande scapula komt voor zonder schouderproblemen. Dientengevolge kan het optreden van scapulaire dyskinesie niet worden gezien als een losstaande pathologie en is behandeling niet zonder meer geïndiceerd [3]. Daarnaast is het de vraag of scapulaire dyskinesie op een betrouwbare manier is te meten. Studies uit 2012 en 2016 tonen aan dat de nauwkeurigheid van bestaande scapulatests nog onduidelijk is of zelfs onvoldoende [4, 5]. Nader onderzoek is vereist om scapulaire dyskinesie betrouwbaar en valide te meten.[1]

6.4 Nadere informatie

Nadere informatie en uitgebreidere casuïstiek over het subacromiaal impingementsyndroom zijn te vinden in eerdere uitgaven van *Orthopedische Casuïstiek*:
- Onderzoek en behandeling van sportblessures van de schouder, H. 25.
- Onderzoek en behandeling van de schouder, ►H. 3 en 3a.

Literatuur

1. Cools AM, Cambier D, Witvrouw EE. Screening the athlete's shoulder for impingement symptoms: a clinical reasoning algorithm for early detection of shoulder pathology. Br J Sports Med. 2008;42(8):628–35.
2. Ratcliffe E, Pickering S, McLean S, Lewis J. Is there a relationship between subacromial impingement syndrome and scapular orientation? A systematic review. Br J Sports Med. 2014;48(16):1251–6.
3. Lange T, Struyf F, Schmitt J, Lützner J, Kopkow C. The reliability of physical examination tests for the clinical assessment of scapular dyskinesis in subjects with shoulder complaints: A systematic review. Phys Ther Sport. 2016 Nov 3.
4. D'hondt NE, Kiers H, Pool JJ, Hacquebord ST, Terwee CB, Veeger DH. Reliability of Performance-Based Clinical Measurements to Assess Shoulder Girdle Kinematics and Positioning: Systematic Review. Phys Ther. 2016 Sep 1.
5. Wright AA, Wassinger CA, Frank M, Michener LA, Hegedus EJ. Diagnostic accuracy of scapular physical examination tests for shoulder disorders: a systematic review. Br J Sports Med. 2013;47(14):886–92.

---

1. De tekst over scapulaire dyskinesie is geschreven door Arent Snaak, fysiotherapeut te Nijmegen.

Oefenprogramma impingementsyndroom

Jacintha Otten en Patty Joldersma

Samenvatting

Een impingementsyndroom kan verschillende oorzaken hebben. Afhankelijk van de oorzaak wordt een therapie opgesteld. Een uniform oefenprogramma is dus eigenlijk niet mogelijk. Dit hoofdstuk toont de oefeningen die bij nagenoeg ieder type impingementsyndroom kunnen worden toegepast.

7.1 Inleiding – 54

7.2 Subacromiale ruimte vergroten – 54

7.3 Strekoefeningen voor de thoracale wervelkolom – 56

© Bohn Stafleu van Loghum, onderdeel van Springer Media B.V. 2018
K. van Nugteren, P. Joldersma en J. Otten (Red.), *Oefenprogramma's voor schouderaandoeningen*,
Orthopedische Casuïstiek, DOI 10.1007/978-90-368-1924-4_7

7.1 Inleiding

De behandeling van het subacromiaal impingementsyndroom is afhankelijk van de oorzaak van het probleem. Het beste kan de oorzaak worden bestreden.
- In geval van een rotatorcufftendinose: zie ▶H. 8 en 9.
- In geval van een rotatorcuffruptuur: zie ▶H. 10 en 11.
- In geval van anterieure instabiliteit: zie ▶H. 12 en 13.

Bij de behandeling is het echter altijd gunstig als de subacromiale ruimte door middel van oefeningen groter kan worden. Het is dus zinvol om niet-aangedane spieren die de humerus ten opzichte van het acromion omlaag trekken, te versterken. Oefeningen die hiervoor in aanmerking komen, worden weergegeven in ◘fig. 7.1, 7.2, 7.3 en 7.4.

Thoracale wervelkolom Bij een sterk kyfotische thoracale wervelkolom is de subacromiale ruimte door de stand van het schouderblad iets vernauwd. Het wordt dan ook aanbevolen om in dergelijke gevallen strekoefeningen voor de thoracale wervelkolom voor te schrijven (◘fig. 7.5 en 7.6).

7.2 Subacromiale ruimte vergroten

Zie ◘fig. 7.1, 7.2, 7.3 en 7.4.

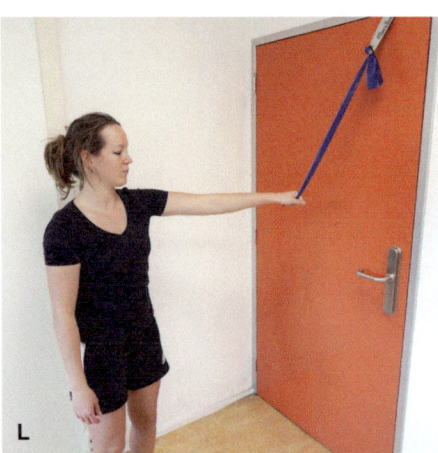 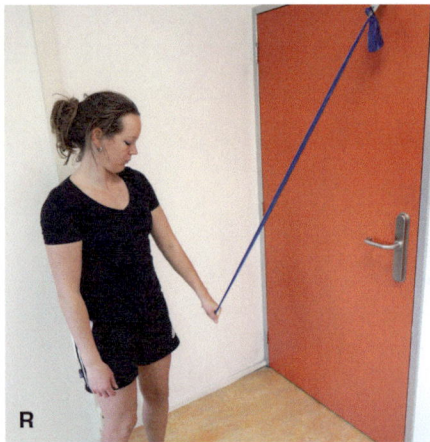

◘ **Figuur 7.1** L Weerstand adductie. Uitgangshouding: stand met de aangedane arm bij de deur waarbij de hand een theraband vastpakt. Het lichaam staat iets richting deur gedraaid zodat de arm zich niet zuiver zijwaarts, maar in het scapulaire vlak bevindt. De handrug wijst naar boven en de elleboog is gestrekt. Zorg ervoor dat de band op spanning staat terwijl de arm zich op schouderhoogte bevindt.
R Trek de band met een gestrekte arm omlaag tot aan de broekzak. Blijf de arm gestrekt houden. Breng hem vervolgens weer langzaam terug naar boven, waarbij de arm zich net onder schouderhoogte bevindt

7.2 · Subacromiale ruimte vergroten

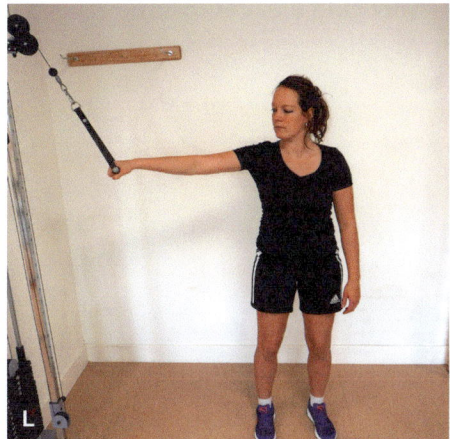 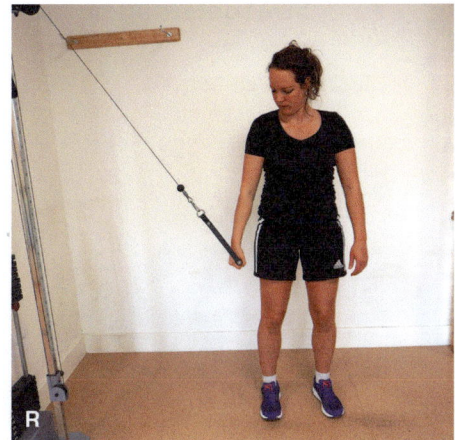

▶ **Figuur 7.2** **L en R** De oefening van ▶ fig. 7.1 kan ook uitgevoerd worden met de pulley

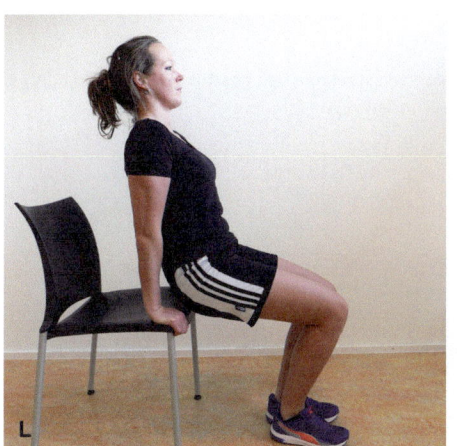 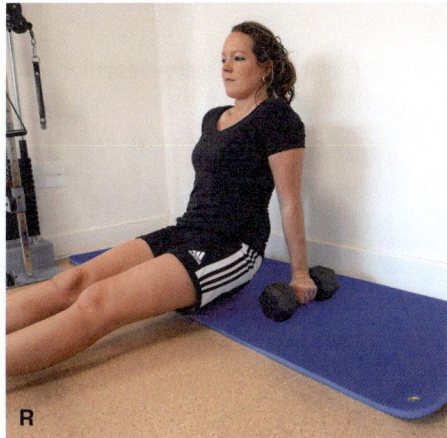

▶ **Figuur 7.3** **L en R** Steunen met de handen op een stoel of dumbell waarbij de armen gestrekt blijven. Houd dit enkele seconden vol

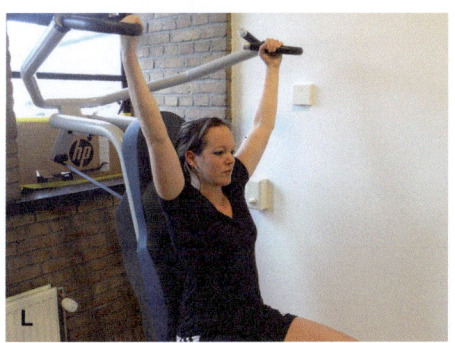 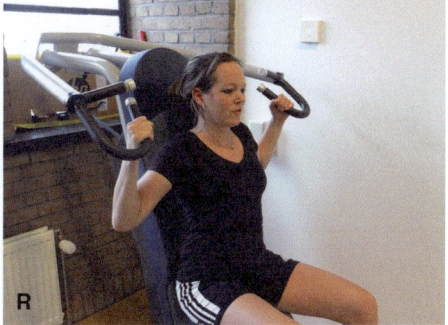

▶ **Figuur 7.4** **L en R** Lat pull down: pak met beide handen de handgrepen van het apparaat vast en trek ze naar beneden. Beweeg de armen vervolgens weer langzaam terug

7.3 Strekoefeningen voor de thoracale wervelkolom

Zie ◘fig. 7.5 en 7.6.

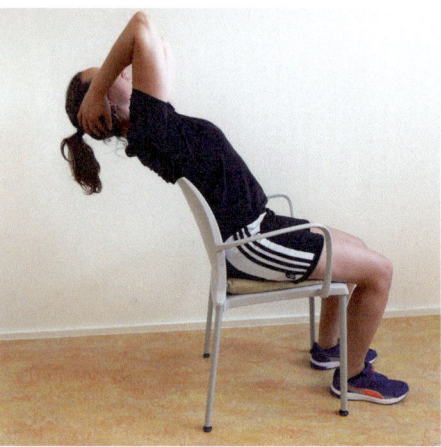

◘ **Figuur 7.5** Strekoefening op stoel: ga zitten op een stoel met een geschikte leuning en hang achterwaarts over de leuning. Houd dit enkele seconden vast

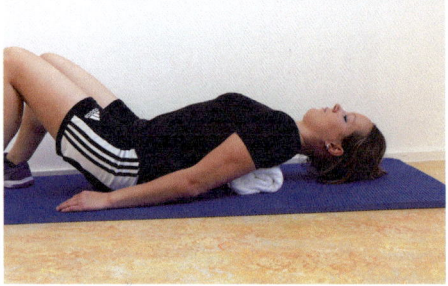

◘ **Figuur 7.6** Strekoefening handdoekrol: ga op de rug liggen met een opgerold handdoekje onder de bovenrug. Blijf zo enkele minuten liggen

Rotatorcufftendinose

Patty Joldersma

Samenvatting

Dit hoofdstuk behandelt de rotatorcufftendinose, een veel voorkomende oorzaak van het impingementsyndroom. In de bespreking wordt duidelijk uitgelegd hoe de rotatorenmanchet de grootte van de subacromiale ruimte kan beïnvloeden. Verschillende factoren spelen hierbij een rol.

8.1   Voorbeeldcasus – 58
8.1.1   Bevindingen bij onderzoek – 58

8.2   Bespreking – 58

8.3   Therapie – 59
8.3.1   Oefentherapie – 59

8.4   Nadere informatie – 62

© Bohn Stafleu van Loghum, onderdeel van Springer Media B.V. 2018
K. van Nugteren, P. Joldersma en J. Otten (Red.), *Oefenprogramma's voor schouderaandoeningen*,
Orthopedische Casuïstiek, DOI 10.1007/978-90-368-1924-4_8

8.1 Voorbeeldcasus

Geleidelijk ontstaat pijn aan de anterolaterale zijde van de bovenarm bij een passieve, 67-jarige, gepensioneerde vrouw. De pijn treedt met name op als ze de arm zijwaarts heft en als ze de hand achter de rug brengt. Pijnprovocerende activiteiten zijn onder andere: aan- en uitkleden, ramen lappen, voorwerpen uit een hoog keukenkastje pakken en een jas aantrekken. De patiënt heeft *geen* pijn in rust.

8.1.1 Bevindingen bij onderzoek

- Actieve elevatie toont een pijnlijk traject rond 90° schouderhoogte; daarboven verdwijnt de pijn (painfull arc).
- Endorotatie is zowel actief als passief pijnlijk en hierdoor licht beperkt.
- Exorotatie en abductie tegen weerstand zijn pijnlijk.
- Impingementtests (Yocum test, Hawkins-Kennedy test) zijn positief.
- Er is drukpijn ter plaatse van de insertie van de m. supraspinatus op de tuberculum majus.

8.2 Bespreking

- Er bestaan vier rotatorcuffpezen, die in principe allemaal aangedaan kunnen zijn. Vaak is slechts een deel van de rotatorcuff aangedaan. In de voorbeeldcasus is er sprake van een supra- en infraspinatustendinose. Voor de therapie is dit niet heel relevant, omdat het belangrijk is altijd de gehele rotatorenmanchet te behandelen.
- Abductie is bijna altijd pijnlijker dan anteflexie.
- Afhankelijk van de locatie van de pathologie kunnen ook andere weerstandstests dan exorotatie en abductie pijnlijk zijn.
- Wanneer er, in ernstige gevallen van tendinose, toch pijn in rust bestaat, is er vrijwel zeker sprake van een bijkomende inflammatie. Elevatie van de arm is dan vaak heel moeilijk of onmogelijk uit te voeren vanwege de pijn.
- Rotatorcufftendinose en rotatorcuffrupturen komen veel voor bij ouderen. Vaak worden rotatorcuffrupturen gevonden op MRI-opnamen zonder voorafgaand trauma. Het vermoeden bestaat dat het risico op rotatorcuffdegeneratie min of meer genetisch vastligt en niet alleen het gevolg is van verkeerd gebruik van de schouder. Sommige mensen krijgen nooit een tendinose en behouden een gezonde peesstructuur, terwijl anderen die dezelfde dagelijkse activiteiten uitvoeren wel een tendinose krijgen; bij hen gaat de gezonde peesstructuur wel verloren.
- Tendinotische pezen zijn dikker dan gezonde pezen omdat de hoeveelheid grondsubstantie (matrix) tussen de collagene peesvezels tijdens het degeneratieproces toeneemt. Doordat de subacromiale ruimte beperkt van omvang is, kan dit bij bepaalde armbewegingen al snel leiden tot drukverhoging binnen de pees (◘ fig. 8.1). Vooral rond 90° abductie, maar ook bij endorotatie, is de subacromiale ruimte relatief klein, zodat gemakkelijk inklemming van de dikke rotatorcuffpezen kan plaatsvinden. Patiënten met het impingementsyndroom hebben een hogere subacromiale druk dan asymptomatische personen tijdens

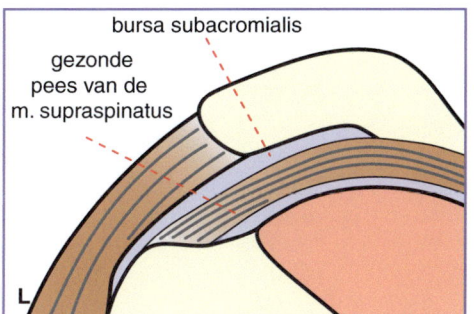 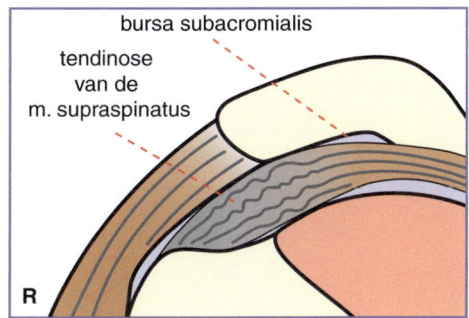

Figuur 8.1 L Een gezonde pees van de m. supraspinatus. R Peesdegeneratie (tendinose) van de m. supraspinatus: de pees is gezwollen

het heffen van de arm tot 90 graden. Als rotatorcuffspieren slechter functioneren, leidt dit tot zwakte met als gevolg dat de schouderkop zich naar craniaal dreigt te verplaatsen. Gezonde rotatorcuffspieren oefenen immers een caudaalwaarts gerichte kracht uit op de humeruskop.
- De dikte van de rotatorcuffpezen, de grootte van de subacromiale ruimte, de gevoeligheid van het ingeklemde weefsel en de dagelijkse activiteiten van de persoon bepalen in hoeverre subacromiale drukverhoging leidt tot pijn bij het heffen van de arm. Bij een gedegenereerde pees kan een minimaal trauma al tot klachten leiden. Zo'n trauma is dan de trigger van een *symptomatisch* impingementsyndroom. Vermoedelijk ontstaat er langdurig pijn wanneer in de aangedane pees neovascularisatie en ingroei van vrije zenuwuiteinden (pijnreceptoren) plaatsvindt.

8.3 Therapie

Voorlichting over de oorzaak van de aandoening en geruststelling is in eerste instantie van belang. De patiënt wordt geadviseerd om pijnlijke activiteiten in het dagelijks leven te vermijden. Omdat endorotatie en elevatie rond 90° veelal pijnlijk zijn, verdient het aanbeveling de patiënt tips te geven hoe deze pijnlijke bewegingen tijdens de dagelijkse activiteiten zoveel mogelijk te vermijden.
Voorbeelden van adviezen zijn:
- Gebruik een opstapje in de keuken bij hoge keukenkastjes.
- Steek bij het aankleden eerst de aangedane arm in de mouw van een trui of jas.
- Draag als vrouw beha's die van voren (in plaats van op de rug) zijn vast te maken.

Veelal passen patiënten uit zichzelf hun activiteiten aan om pijn te vermijden.

8.3.1 Oefentherapie

Conservatieve behandeling van een rotatorcufftendinose bestaat vooral uit oefentherapie (zie ►H. 9).

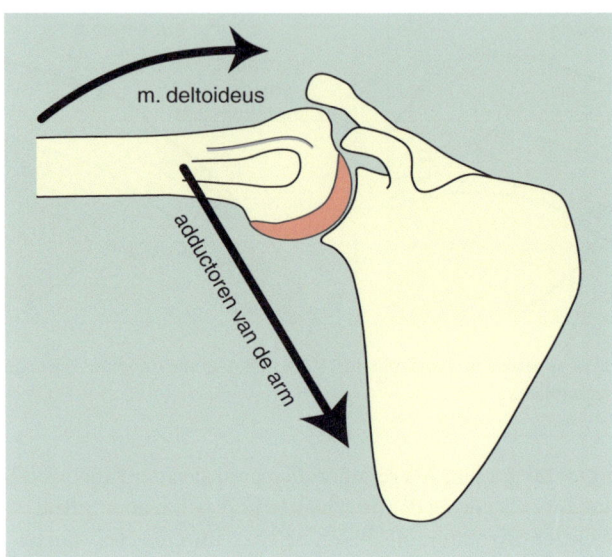

Figuur 8.2 Contractie van de adductoren tijdens het abduceren van de arm voorkomt een craniale migratie van de humeruskop

Subacromiale ruimte creëren

Om in eerste instantie de pijn te verminderen die ontstaat als gevolg van het ingeklemde, geïrriteerde peesweefsel, kan men beginnen met een spierversterkende adductorenoefening. De adductoren van de arm oefenen is zinvol aangezien deze, niet-aangedane spieren, tijdens het heffen van de arm in staat zijn een craniale migratie van de schouderkop tegen te gaan (fig. 8.2). Ze trekken de humeruskop omlaag waardoor meer ruimte gecreëerd wordt tussen schouderdak en schouderkop. Aangeraden wordt om deze oefening minimaal twee keer per dag in drie setjes van vijftien herhalingen te doen. Tevens kan de patiënt deze oefening nog extra uitvoeren op momenten dat de pijn aanwezig of hevig is. Vaak leidt deze oefening direct tot enige pijnvermindering.

Excentrische krachttraining van de rotatorcuffspieren

Naast het trainen van de adductoren is het natuurlijk van belang om de oorzaak van het probleem aan te pakken, namelijk de tendinotische rotatorcuffpees. Dit betekent dat de aangedane en tevens de intacte rotatorcuffspieren versterkt moeten worden door het laten uitvoeren van specifieke spierversterkende oefeningen. Krachttraining heeft een gunstig effect op de kwaliteit van pezen en kan worden toegepast om de mate van tendinose te verminderen. Bij excentrische contracties kan de spier meer kracht genereren dan bij concentrische contracties. De pees ondergaat bij excentrische contracties dus meer mechanische prikkels. Tendinose is dan ook beter behandelbaar met excentrisch toegepaste spierversterkende oefeningen. Excentrisch trainen kan het degeneratieve proces in de pees vertragen

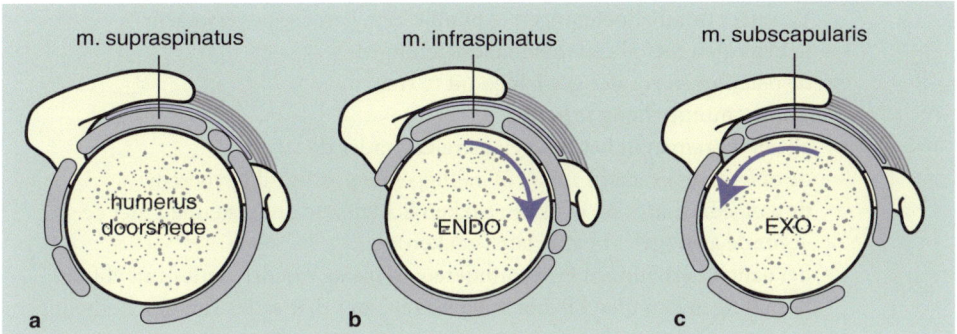

Figuur 8.3 Men kan bij het oefenen variëren in de mate van endo- of exorotatie. Hierdoor worden verschillende delen van de rotatorcuffpezen onder het acromion 'gedraaid'

en zelfs omkeren. Pezen worden door krachttraining gezonder, minder pijnlijk, sterker en slanker (minder gezwollen). Dit heeft een gunstige invloed op:

- de mate van pijn: gezonde pezen kunnen meer mechanische druk verdragen zonder dat er pijn optreedt;
- de grootte van de subacromiale ruimte. Aangezien de rotatorcuffpezen slanker worden, ontstaat er meer ruimte subacromiaal en worden de pezen dus minder gemakkelijk ingeklemd;
- de mate van superieure migratie van de humeruskop: sterke rotatorcuffspieren zijn in staat om de naar craniaal gerichte kracht van de m. deltoideus tijdens het heffen van de arm te compenseren. De humeruskop wordt door sterke rotatorcuffmusculatuur in de kom gefixeerd. Minder superieure migratie betekent een grotere subacromiale ruimte en minder inklemming.

Een concreet oefenprogramma is te vinden in ▶H. 9. Bij de *dumbelloefening* (◘fig. 9.3 en 9.4) moet de meeste kracht geleverd worden tijdens de neerwaartse beweging van de arm aangezien de lastarm hierbij het grootst is. Dit is dan ook het excentrische oefenmoment voor de rotatorcuffspieren. Deze oefening kan men op allerlei manieren variëren. Dit is handig omdat niet bij ieder impingementsyndroom dezelfde pees is aangedaan. Door de oefening te variëren kunnen verschillende delen van de rotatorcuffpezen onder het acromion worden gedraaid (◘fig. 8.3) en zal er ook variatie plaatsvinden in mate van belasting van de afzonderlijke rotatorcuffpezen. Het is van belang dat de patiënt hevige pijn tijdens het oefenen vermijdt. Lichte pijn tijdens de oefeningen wordt geaccepteerd. De uitvoering is het effectiefst wanneer de patiënt als het ware 'rondom de pijn' oefent. Soms zijn de oefeningen in ruglig of halfzittende positie met minder pijn uit te voeren dan in stand. Zodra de belastbaarheid van de pees toeneemt en de pijn afneemt, kan gekozen worden voor zwaardere varianten en/of zwaardere dumbells. Het is belangrijk dat voor iedere individuele patiënt de juiste dosering wordt gevonden.

Het is verstandig om iedere patiënt een oefening te geven voor zowel de m. supraspinatuspees, de m. infraspinatuspees als de m. subscapularispees, zodat er een versterking van de gehele rotatorenmanchet wordt gerealiseerd. Niet vergeten mag worden dat de gehele rotatorenmanchet tijdens alle oefeningen actief is, ook al ligt het accent iets meer op één van de rotatorcuffpezen.

Wanneer dumbelloefeningen te pijnlijk zijn, kan men overwegen:
- te beginnen met alleen therabandoefeningen;
- de oefeningen zonder gewichten uit te voeren;
- de arm minder hoog te heffen;
- alleen te trainen in het bewegingstraject onder de 90°;
- de oefeningen eerst in ruglig of halfliggende positie uit te voeren;
- de aangedane arm bij het laten zakken lichtelijk te ondersteunen met de gezonde arm (geleid-actief laten zakken);
- het aantal herhalingen te verminderen: in plaats van drie setjes van vijftien herhalingen kan men bijvoorbeeld kiezen voor drie setjes van tien herhalingen.

Het oefenprogramma wordt meestal enkele weken uitgevoerd alvorens enig resultaat merkbaar wordt. Meestal treedt binnen vier tot acht weken een vermindering van de klachten op en zullen er na ongeveer twaalf weken fysiologische veranderingen in de pees zijn opgetreden. Toename van klachten na de eerste paar oefensessies moet men soms accepteren.

Een patiënt met tendinose die begint met excentrische krachttraining, moet gewoonlijk laag gedoseerd oefenen. De frequentie van de training ligt dan relatief hoog: minimaal twee keer per dag drie setjes van vijftien herhalingen is noodzakelijk om effect te hebben. De spier-peeseenheid moet voldoende prikkels krijgen om zich aan te passen aan de zwaardere omstandigheden. Na verloop van tijd is zwaarder oefenen mogelijk en kan de frequentie zeer geleidelijk worden verminderd. Wanneer de klachten gering zijn en er duidelijk zwaarder kan worden getraind, kan men de frequentie verminderen naar één keer per dag. Wanneer men enkele maanden aan krachttraining heeft gedaan en klachtenvrij is, is het mogelijk het bereikte resultaat te behouden door slechts één keer per week zwaar te blijven oefenen.

8.4 Nadere informatie

Nadere informatie en uitgebreidere casuïstiek over deze rotatorcufftendinose zijn te vinden in eerdere uitgaven van *Orthopedische Casuïstiek*:
- Onderzoek en behandeling van de schouder.
- Onderzoek en behandeling van peesaandoeningen.
- Onderzoek en behandeling van het bewegingsapparaat bij ouderen.

Spierversterkende oefeningen bij rotatorcufftendinose en artrose

Patty Joldersma

Samenvatting

Dit hoofdstuk toont een uitgebreid oefenprogramma voor patiënten met een rotatorcufftendinose. De oefeningen worden duidelijk beschreven en getoond op 40 foto's.

9.1 Subacromiale ruimte vergroten – 64

9.2 Excentrische spierversterkende oefening rotatorcuffmusculatuur – 66

9.3 Excentrische spierversterkende oefening met accent op de m. supraspinatus – 69

9.4 Excentrische spierversterkende oefeningen met accent op de m. infraspinatus en m. teres minor – 70

9.5 Excentrische spierversterkende oefeningen met accent op de m. subscapularis – 73

9.6 Excentrische spierversterkende oefeningen met accent op de lange kop van de m. biceps brachii – 74

© Bohn Stafleu van Loghum, onderdeel van Springer Media B.V. 2018
K. van Nugteren, P. Joldersma en J. Otten (Red.), *Oefenprogramma's voor schouderaandoeningen*, Orthopedische Casuïstiek, DOI 10.1007/978-90-368-1924-4_9

Het oefenprogramma van de rotatorcufftendinose bestaat uit excentrische krachttraining van de rotatorcuffspieren. Bij excentrisch trainen kan met minder moeite meer kracht worden gegenereerd. Daarom verdient dit type training in het begin de voorkeur.

Artrose

Het oefenprogramma kan ook gebruikt worden voor andere aandoeningen waarbij spierversterkende oefeningen zinvol zijn, zoals beginnende artrose van het glenohumerale gewricht. Soms ontstaat artrose namelijk secundair aan craniale migratie van de humeruskop. Sterke rotatorcuffspieren kunnen deze migratie tegengaan.

Uiteraard kan men ook kiezen voor de niet-excentrische varianten van de oefeningen.

De volgende onderdelen kunnen worden onderscheiden:
1. Adductieoefeningen met als doel: de subacromiale ruimte vergroten zonder de rotatorcuffmusculatuur zwaar te belasten: ◘fig. 9.1 en 9.2.
2. Excentrische spierversterkende oefeningen voor de rotatorcuffspieren met dumbells in stand, zit, ruglig en zijlig: ◘fig. 9.3, 9.4 en 9.5.
3. Oefeningen met accent op de m. supraspinatus: ◘fig. 9.6.
4. Oefeningen met accent op de m. infraspinatus en m. teres minor: ◘fig. 9.7, 9.8, 9.9 en 9.10.
5. Oefeningen met accent op de m. subscapularis: ◘fig. 9.11.
6. Excentrische spierversterkende oefeningen voor de m. biceps brachii: ◘fig. 9.12.

9.1 Subacromiale ruimte vergroten

Zie ◘fig. 9.1 en 9.2.

9.1 · Subacromiale ruimte vergroten

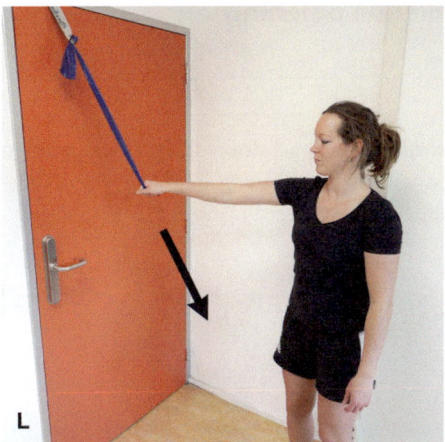
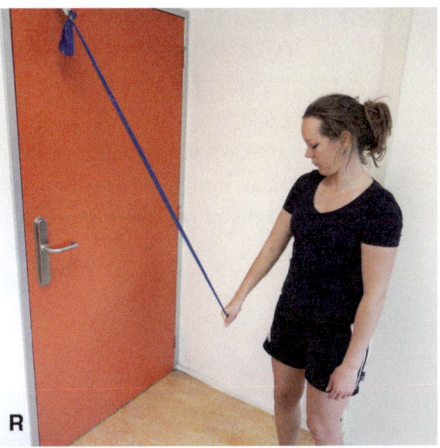

Figuur 9.1 **L** Weerstand adductie. Uitgangshouding: in stand met de aangedane arm bij de deur waarbij de hand een theraband vastpakt. Het lichaam staat iets richting de deur gedraaid, zodat de arm zich niet zuiver zijwaarts, maar in het scapulaire vlak bevindt. De handrug wijst naar boven en de elleboog is gestrekt. Zorg ervoor dat de band op spanning staat terwijl de arm zich op schouderhoogte bevindt. **R** Trek de band met een gestrekte arm omlaag tot aan de broekzak. Blijf de arm gestrekt houden. Breng de band vervolgens weer langzaam terug naar boven totdat de arm zich net onder schouderhoogte bevindt zoals bij **L**

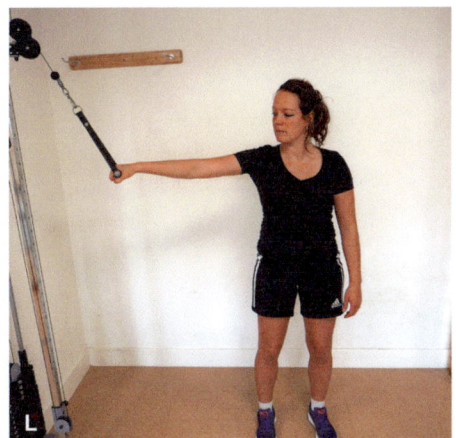
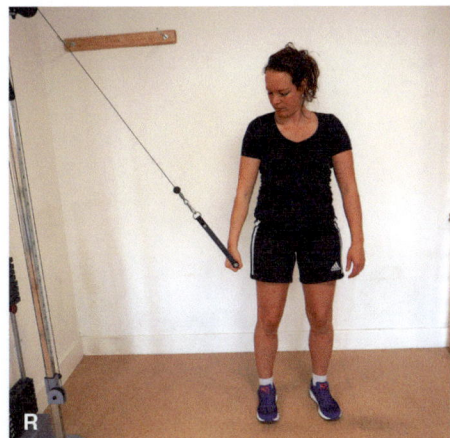

Figuur 9.2 **L en R** Dezelfde oefening als in fig. 9.1 maar nu uitgevoerd met de pulley

9.2 Excentrische spierversterkende oefening rotatorcuffmusculatuur

Zie ◘ fig. 9.3.

Variaties   Variaties op voorgaande oefening worden toegepast door de arm naar binnen of juist naar buiten te draaien. Hiermee wordt de mate van belasting op de verschillende delen van de rotatorcuffmusculatuur gevarieerd (◘ fig. 9.4).

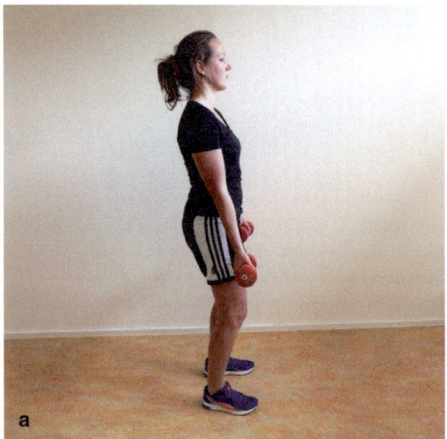
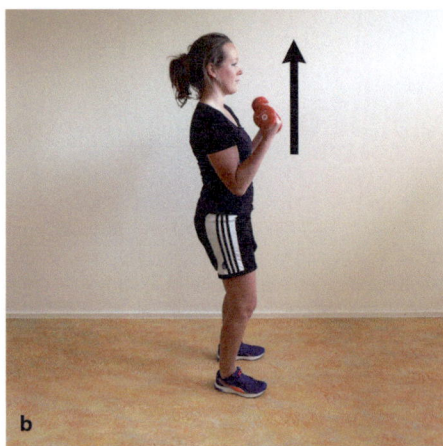
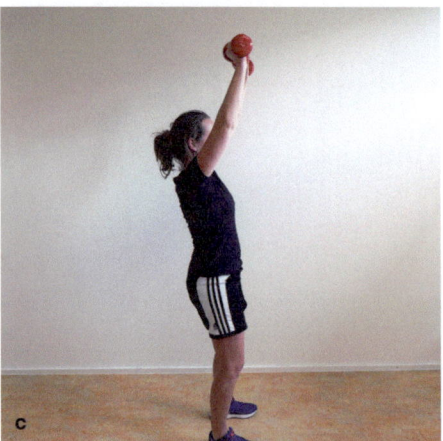
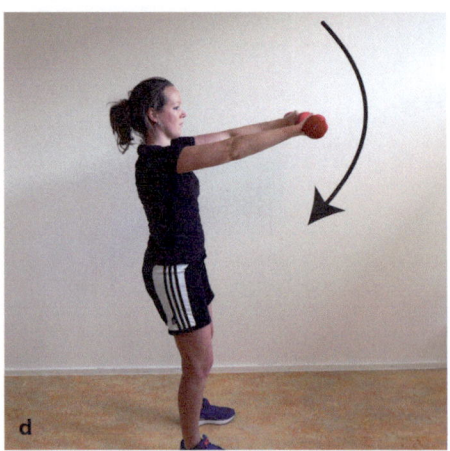

◘ **Figuur 9.3** **a** Uitgangshouding: in stand met de armen gestrekt langs het lichaam, met of zonder gewichten in de handen. **b** Buig de armen. **c** Strek de armen omhoog en draai de armen zo, dat de handrug naar boven wijst. **d** Laat de armen langzaam vóór het lichaam gestrekt naar beneden zakken in twee seconden

9.2 · Excentrische spierversterkende oefening rotatorcuffmusculatuur

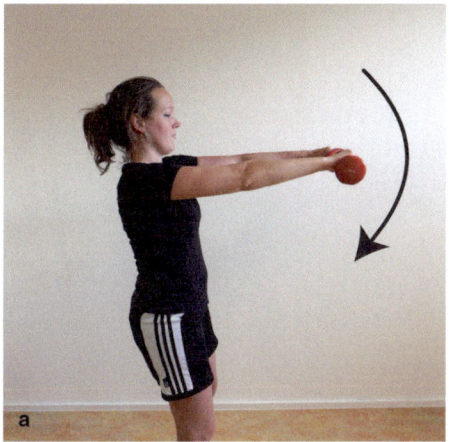
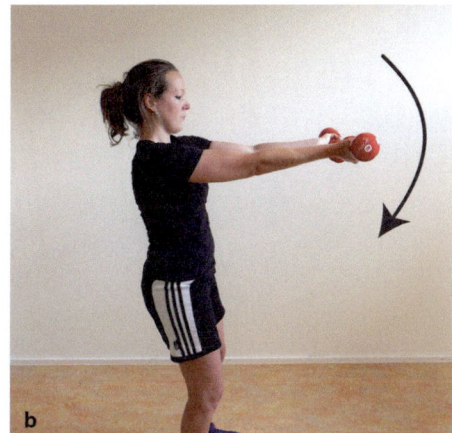
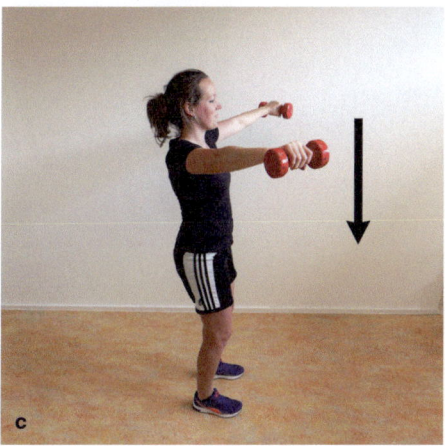
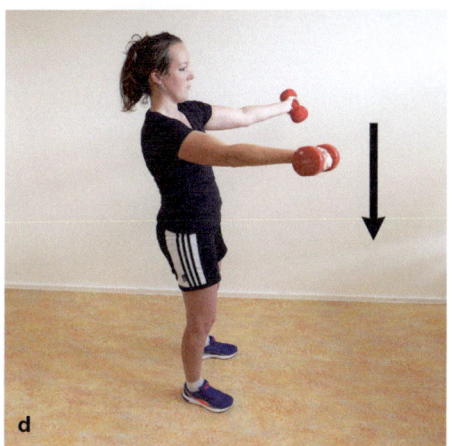

◘ **Figuur 9.4** **a** Variatie 1: tijdens het omlaag bewegen van de armen zijn de handpalmen naar *beneden* gericht. **b** Variatie 2: tijdens het omlaag bewegen van de armen zijn de handpalmen naar *boven* gericht. **c** Variatie 3: de armen bevinden zich meer zijwaarts in het scapulaire vlak (armen iets voor de romp, niet zuiver zijwaarts) met de handpalmen naar *beneden* gericht. **d** Variatie 4: de armen bevinden zich meer zijwaarts in het scapulaire vlak met de handpalmen naar *boven* gericht

Opbouw van voorgaande oefening kan door het aannemen van andere uitgangshoudingen (◘ fig. 9.5).

Zie ▸ par. 9.3 voor de volledige uitvoering van de oefening.

Opbouw

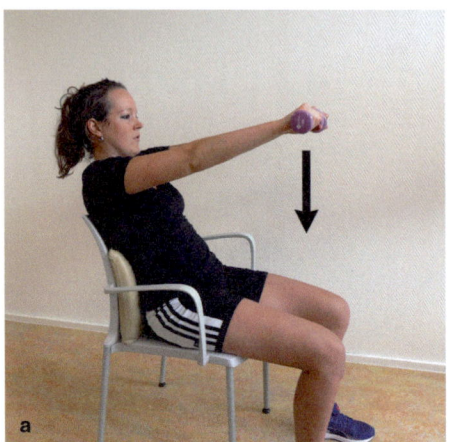
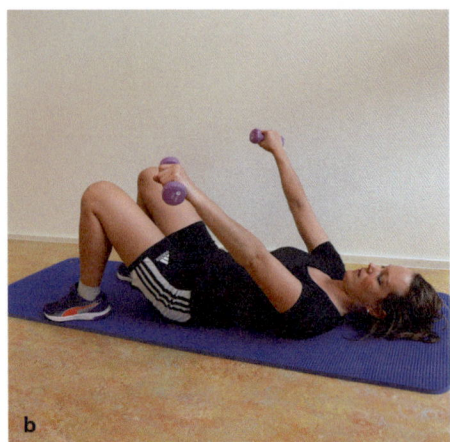
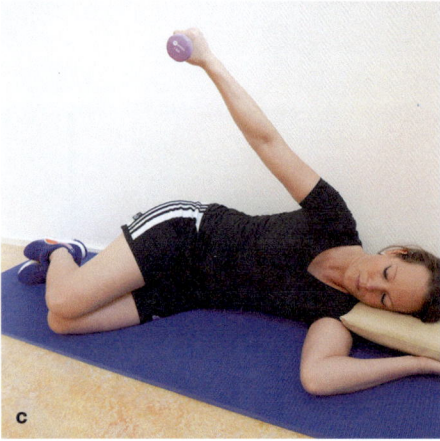

◘ **Figuur 9.5** **a** Oefening uitvoerend in halfzittende positie met een kussentje in de rug.
b Oefening uitvoerend in ruglig. **c** Oefening in zijlig. In zijlig is de m. supraspinatus het meest actief omdat de lastarm voor de m. supraspinatus zo het grootst is; deze spier is namelijk actief in de eerste 20° abductie

9.3 Excentrische spierversterkende oefening met accent op de m. supraspinatus

Zie ◘ fig. 9.6.

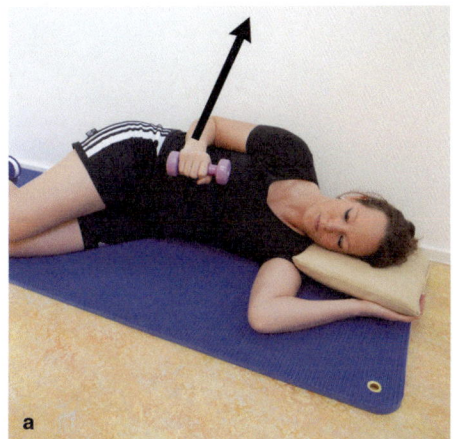
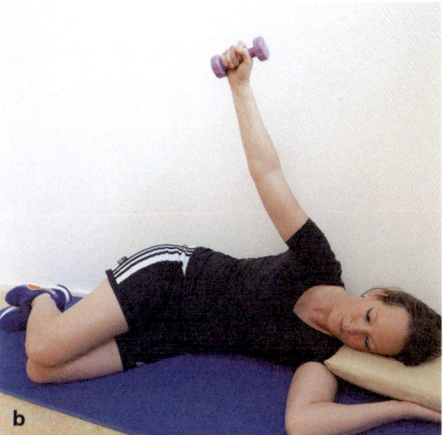
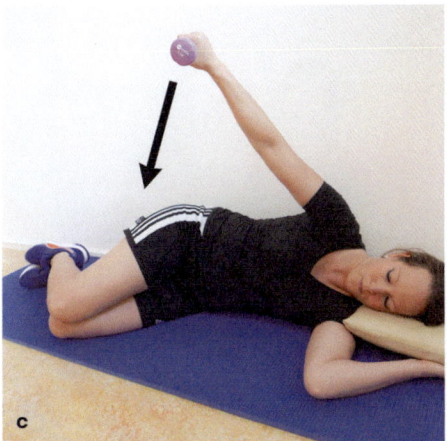
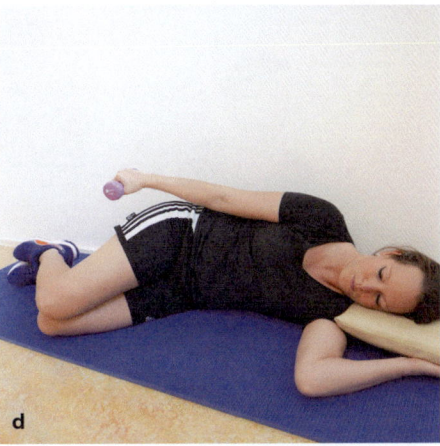

◘ **Figuur 9.6** a Uitgangshouding: zijlig met de arm gebogen met of zonder gewicht in de hand.
b Strek de arm uit naar boven. c en d Draai de arm een kwartslag zodat de handrug naar boven wijst en laat de arm langzaam gestrekt naar beneden zakken in twee seconden

9.4 Excentrische spierversterkende oefeningen met accent op de m. infraspinatus en m. teres minor

Zie ◘fig. 9.7, 9.8, 9.9 en 9.10.

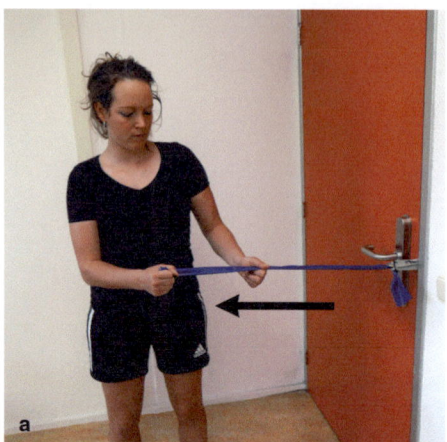
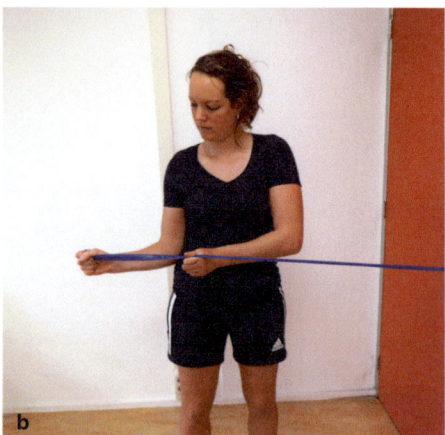
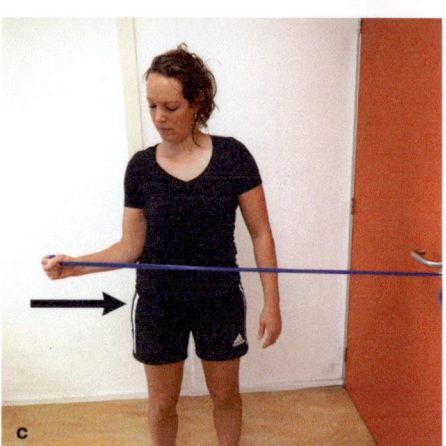
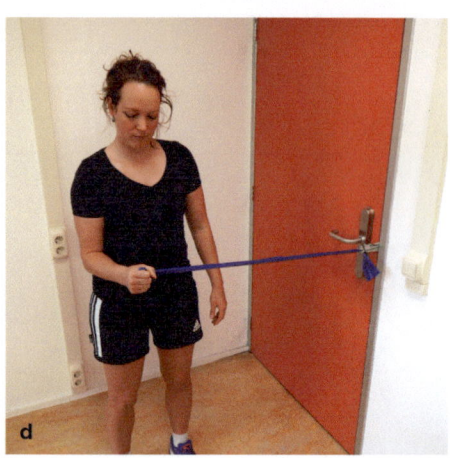

◘ **Figuur 9.7** a Uitgangshouding: stand met de aangedane zijde van de deur af, waarbij de hand de theraband vastpakt. De handrug wijst naar opzij en de elleboog is 90° gebogen en gefixeerd in de zij. De andere hand pakt als ondersteuning ook de theraband vast. b Draai de onderarm naar buiten terwijl de elleboog in de zij gefixeerd blijft. De andere hand helpt hierbij mee zodat de kracht vooral vanuit de gezonde arm komt en de aangedane arm ontlast wordt. c Laat met de gezonde hand de band los. d Beweeg de aangedane arm langzaam terug in twee seconden tot aan de navel

9.4 · Excentrische spierversterkende oefeningen met accent op de ...

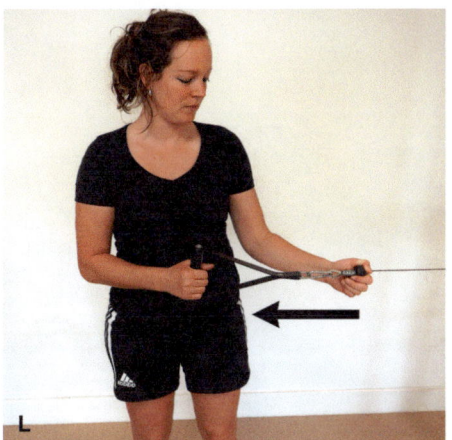 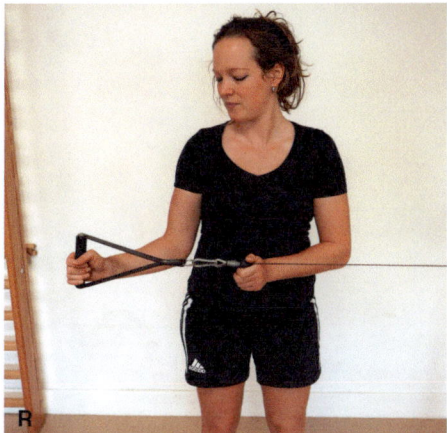

◘ **Figuur 9.8** **L en R** Voorgaande oefening kan ook met de pulley uitgevoerd worden

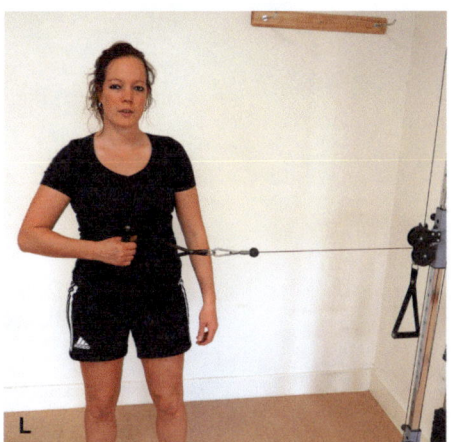 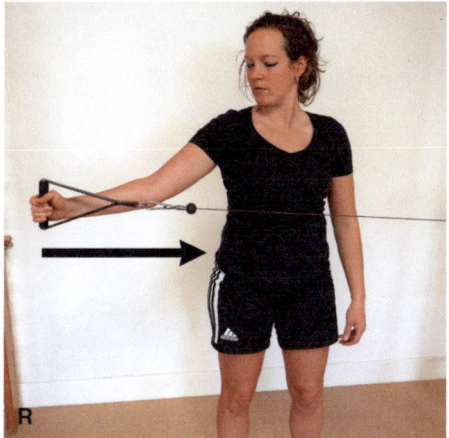

◘ **Figuur 9.9** **L en R** Dezelfde oefening kan ook uitgevoerd worden zonder de elleboog te fixeren in de zij, zodat naast de m. infraspinatuspees ook de m. supraspinatuspees actiever wordt. Op de foto niet zichtbaar, maar de buitenwaartse beweging kan dus ook met hulp van de gezonde arm als men de oefening excentrisch wil uitvoeren

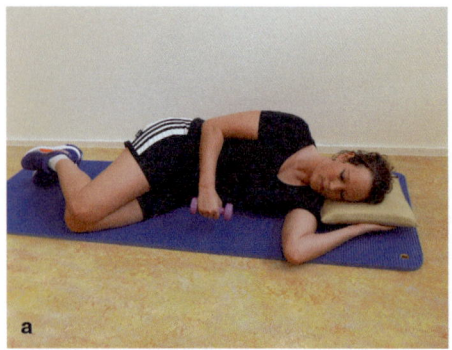
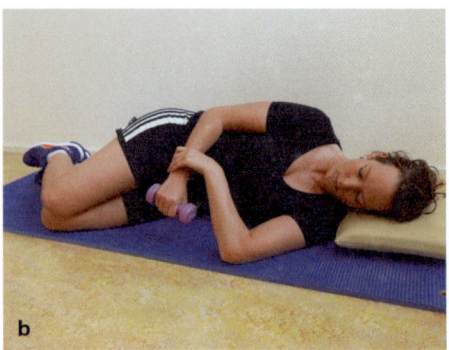
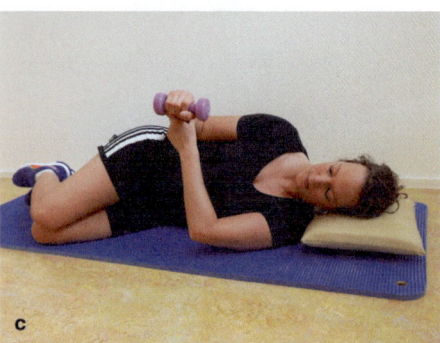
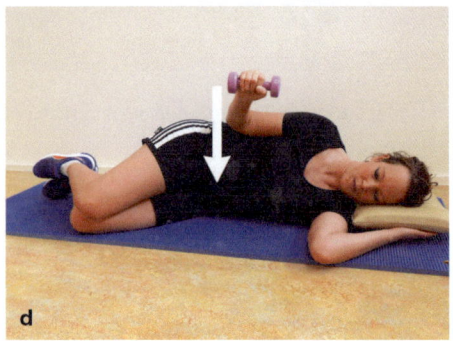
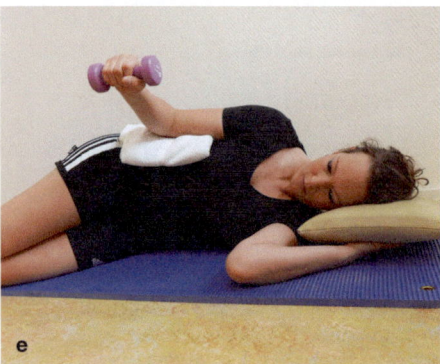

Figuur 9.10 a Uitgangshouding: zijlig met de aangedane arm boven en de elleboog 90° gebogen en gefixeerd in de zij. Pak eventueel een gewicht in de hand. b Pak met de andere hand de onderarm van de bovenste arm vast. c Breng met de onderste arm de bovenste arm omhoog zodat deze ontlast wordt. d Laat de bovenste arm los en breng deze langzaam omlaag met gebogen elleboog in twee seconden. e De oefening kan, met het oog op de functie van de m. infraspinatuspees, beter met een handdoekje of roller onder de bovenarm uitgevoerd worden zodat de arm enigszins in abductie ligt

9.5 Excentrische spierversterkende oefeningen met accent op de m. subscapularis

Zie ◘ fig. 9.11.

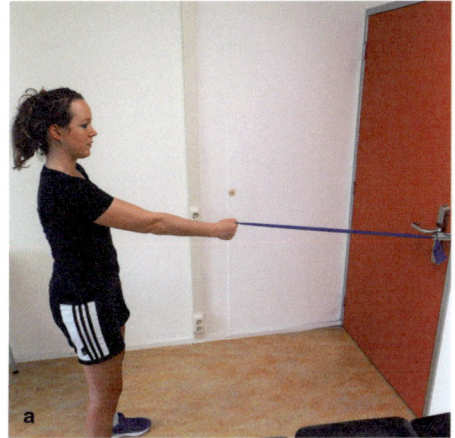
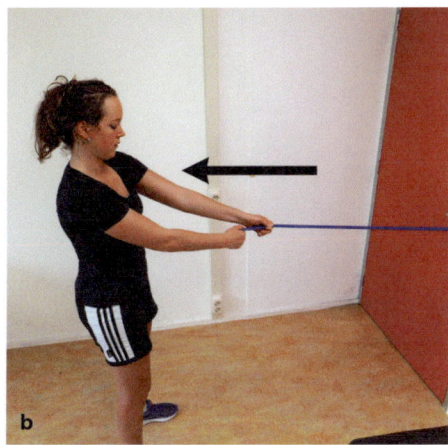
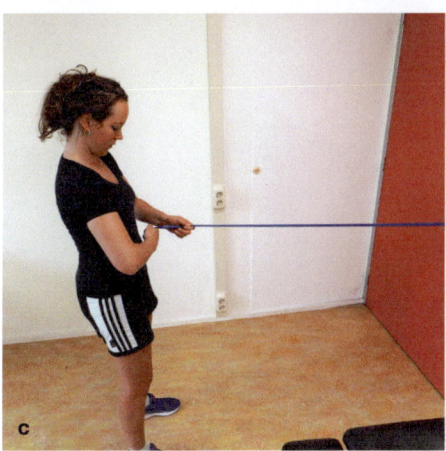
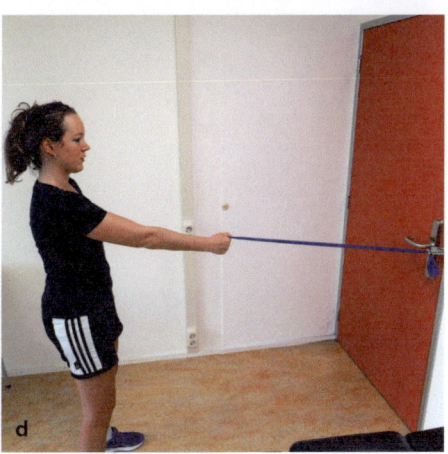

◘ **Figuur 9.11** **a** Uitgangshouding: stand met het gezicht naar de deur toe. Pak met een gestrekte arm de theraband vast terwijl deze op spanning staat. **b** Pak nu ook met de gezonde arm de theraband vast. **c** Trek met de gezonde arm de theraband naar de navel toe. De hand van de aangedane arm bevindt zich voor de navel en de elleboog wordt opzij gebracht, zodat elleboog en hand in één lijn voor de buik blijven. Beweeg de elleboog dus niet naar achteren. **d** Laat met de gezonde arm de theraband los. Breng met de aangedane arm de band langzaam in twee seconden terug totdat de arm weer helemaal gestrekt is. De theraband blijft hierbij wel op spanning (ga dus iets van de deur af staan)

9.6 Excentrische spierversterkende oefeningen met accent op de lange kop van de m. biceps brachii

Zie fig. 9.12.

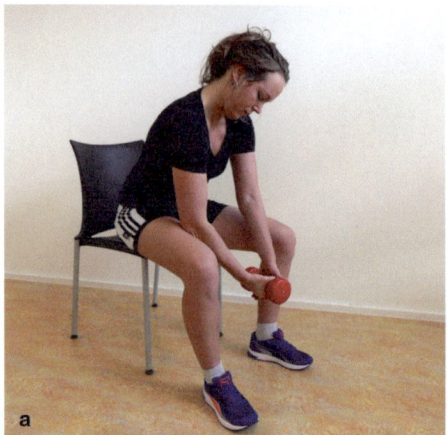
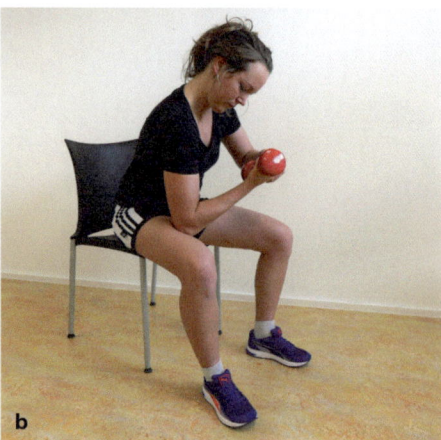
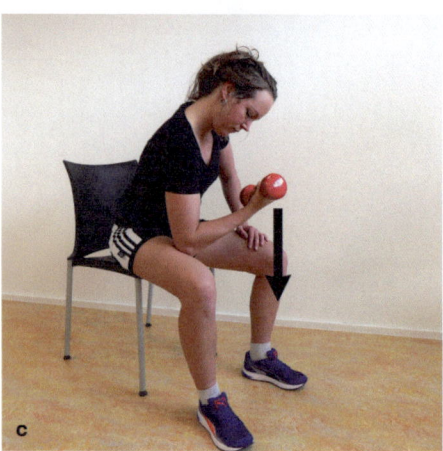
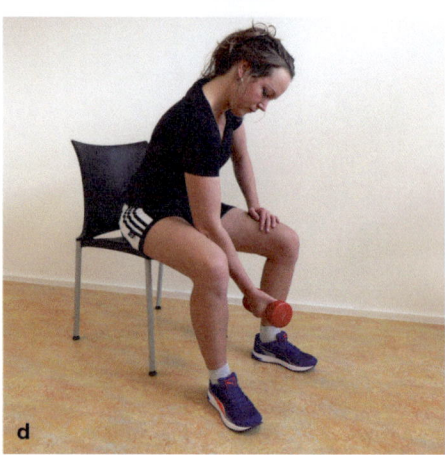

Figuur 9.12 a Uitgangshouding: zittend met de elleboog van de aangedane arm steunend tegen het bovenbeen met of zonder gewicht in de hand. b Help met de andere hand het gewicht omhoog te brengen. c Laat met de gezonde arm het gewicht los. d Laat de aangedane arm langzaam zakken in twee seconden totdat deze bijna gestrekt is

Rotatorcuffrupturen

Patty Joldersma en Jacintha Otten

Samenvatting

Het glenohumerale gewricht is van zichzelf instabiel. Stabiliteit moet worden verkregen door contractie van rotatorcuffmusculatuur. Rupturen van rotatorcuffpezen verstoren in ernstige mate de functie van het gewricht. Dit hoofdstuk beschrijft achtereenvolgens een ruptuur van de m. supraspinatus, de m. infraspinatus, de m. subscapularis en tot slot de lange kop van de m. biceps brachii, een pees die in zekere zin ook tot de stabiliserende rotatorcuff behoort. In de bespreking worden de therapeutische mogelijkheden besproken.

10.1 Voorbeeldcasus: supraspinatusruptuur – 77
10.1.1 Bevindingen bij onderzoek – 77
10.1.2 Bespreking – 77

10.2 Voorbeeldcasus: infraspinatusruptuur – 78
10.2.1 Bevindingen bij onderzoek een week na het trauma – 78
10.2.2 Bespreking – 78

10.3 Voorbeeldcasus: subscapularisruptuur – 78
10.3.1 Bevindingen bij onderzoek – 78
10.3.2 Bespreking – 79

10.4 Beloop van een rotatorcuffruptuur – 79
10.4.1 Conservatieve therapie – 79
10.4.2 Operatie – 81

© Bohn Stafleu van Loghum, onderdeel van Springer Media B.V. 2018
K. van Nugteren, P. Joldersma en J. Otten (Red.), *Oefenprogramma's voor schouderaandoeningen*,
Orthopedische Casuïstiek, DOI 10.1007/978-90-368-1924-4_10

10.5	Voorbeeldcasus: ruptuur van de lange kop van de m. biceps brachii – 81	
10.5.1	Bevindingen bij onderzoek, een week na het trauma – 82	
10.5.2	Bespreking – 82	
10.5.3	Therapie – 84	
10.6	Nadere informatie – 85	
	Literatuur – 85	

10.1 Voorbeeldcasus: supraspinatusruptuur

Een 71-jarige COPD-patiënt maakt een onverwachte beweging met haar rechterarm als zij iets probeert te vangen dat op de grond dreigt te vallen. Zij voelt een 'knoep' in haar schouder en kan van het ene op het andere moment haar arm niet meer optillen: zij voelt pijn bij het heffen van de arm ter plaatse van de m. deltoideus.

De patiënt heeft regelmatig prednisonkuren vanwege recidiverende bronchitis.

10.1.1 Bevindingen bij onderzoek

- Actieve elevatie van de arm is erg pijnlijk en onmogelijk uit te voeren.
- Passief zijn er glenohumeraal geen bewegingsbeperkingen.
- Exorotatie en abductie tegen weerstand zijn pijnlijk en verzwakt.
- Endorotatie tegen weerstand is enigszins pijnlijk.
- Drop arm test en supraspinatus lag test zijn positief.
- Impingementtests zijn positief.
- Er is drukpijn ter plaatse van de insertie van de m. supraspinatus op de tuberculum majus.

10.1.2 Bespreking

Een rotatorcuffruptuur kan traumatisch, bijvoorbeeld als gevolg van een val op de arm of schouder, of spontaan ontstaan. Het gaat dan om een traumatische dan wel een degeneratieve ruptuur. Deze laatste komt uiteraard voornamelijk op oudere leeftijd voor en bij patiënten die langdurig corticosteroïden gebruiken. In deze casus is er sprake van een rotatorcuffruptuur als gevolg van verzwakt tendinotisch peesweefsel. Met het toenemen van de leeftijd neemt de kans op degeneratie van peesweefsel toe. Daarnaast wordt peesweefsel verzwakt door langdurig prednisongebruik, zoals het geval was bij deze COPD-patiënt. Spontane peesrupturen zijn mogelijk, soms zelfs zonder dat daarbij inflammatie optreedt.

Opvallend is dat bij patiënten met een rotatorcuffruptuur ook niet-gerupureerde delen van de aangedane pees, histologische kenmerken van degeneratie vertonen: de gehele rotatorenmanchet bevat bij hen grote hoeveelheden collageen van het type III (zwak reparatiebindweefsel) in plaats van het gezonde collageen type I.

Van de mensen ouder dan 60 jaar heeft 25 % een rotatorcuffruptuur. Lang niet altijd geven rotatorcuffrupturen klachten.

Impingementtests kunnen positief zijn als gevolg van een craniale migratie van de humeruskop: deze verplaatst zich namelijk naar boven als een of meer rotatorcuffspieren gescheurd zijn. Hierdoor kan gemakkelijk inklemming van subacromiale structuren ontstaan. Wanneer het letsel klein is en de patiënt de arm nog actief kan heffen, zijn er meestal symptomen die passen bij het impingementsyndroom.

10.2 Voorbeeldcasus: infraspinatusruptuur

Een 63-jarige vrouw valt van haar fiets als zij plotseling moet remmen. Zij komt terecht op haar schouder en ervaart direct hevige pijn. Zij kan onmogelijk haar arm heffen. Pijn wordt gevoeld vooral aan de laterale zijde van de bovenarm van de schouder tot de elleboog. Een week later is er nog maar weinig veranderd in de situatie en zij bezoekt de fysiotherapeut.

10.2.1 Bevindingen bij onderzoek een week na het trauma

- Actieve elevatie van de arm is zeer pijnlijk en onmogelijk.
- Passief zijn er glenohumeraal geen bewegingsbeperkingen. De passieve bewegingen moeten wel voorzichtig worden uitgevoerd, zodat de patiënt de schouderspieren niet aanspant.
- Exorotatie tegen weerstand is pijnlijk en zeer zwak.
- Endorotatie en abductie tegen weerstand zijn enigszins pijnlijk.
- Infraspinatus lag test is positief.
- Drop arm test is positief.
- Impingementtests zijn positief.
- Er is drukpijn ter plaatse van de insertie van de m. infraspinatus op de tuberculum majus.

10.2.2 Bespreking

In deze casus is er sprake van een rotatorcuffruptuur als gevolg van een val op de arm, een traumatische ruptuur dus. Traumatische rotatorcuffrupturen ontstaan veelal wanneer iemand op zijn schouder valt of de val met zijn arm probeert te breken.

10.3 Voorbeeldcasus: subscapularisruptuur

Een 24-jarige honkbalpitcher voelt een felle pijnscheut in de schouder tijdens het werpen van de bal. De patiënt ervaart pijn en onvermogen de arm op te tillen. De pijn voelt de patiënt ter plaatse van de voorzijde van de m. deltoideus.

10.3.1 Bevindingen bij onderzoek

- Actieve elevatie van de arm is pijnlijk en onmogelijk.
- Passieve exorotatie is eindstandig pijnlijk aan de voorzijde van de schouder.
- Exorotatie en abductie tegen weerstand zijn pijnlijk.
- Endorotatie tegen weerstand is zeer pijnlijk en zwak.
- Endorotatie tegen weerstand vanuit een geëndoroteerde stand is onmogelijk en provoceert pijn.

- Subscapularis lag test, lift off test, belly press test en bear hug test zijn alle positief. Er is vrijwel geen endorotatiekracht aanwezig.
- Impingementtests zijn positief.
- Er is drukpijn ter plaatse van de insertie van de m. subscapularis op de tuberculum minus.

10.3.2 Bespreking

Meestal betreft een rotatorcuffruptuur een letsel van de m. supraspinatus, eventueel gecombineerd met die van de m. infraspinatus. Een geïsoleerde (partiële) ruptuur van de m. subscapularis is betrekkelijk zeldzaam.

Letsel van de pees van de m. subscapularis komt vooral voor bij jongere personen of personen op middelbare leeftijd die sport beoefenen waarbij bovenhandse bewegingen gevraagd zijn. Bij hen kan tijdens de 'late cocking' (extreme exorotatie bij 90° abductie) een ruptuur van de pees van de m. subscapularis ontstaan door overrekking. Wanneer dit gebeurt, is vaak operatieve behandeling geïndiceerd. Een subscapularisruptuur kan ook ontstaan door een val met de arm in extreme exorotatie en 90° abductie. Ook dan is sprake van overrekking van de pees.

10.4 Beloop van een rotatorcuffruptuur

Veelal zijn mensen in acht tot twaalf weken weer in staat om de normale dagelijkse bezigheden uit te voeren. Wel blijft er vaak krachtsverlies bestaan en kunnen bepaalde onverwachte bewegingen pijnlijk zijn. Dit komt door het onvermogen van de rotatorcuffspieren om onder alle omstandigheden een goede stabiliteit van het glenohumerale gewricht te bewerkstelligen. Dit komt doordat een deel van de rotatorenmanchet na een ruptuur vaak definitief verloren gaat.

10.4.1 Conservatieve therapie

Conservatief beleid bij een rotatorcuffruptuur wordt in het algemeen gevolgd wanneer het gaat om oudere personen die een passief leven leiden, geen sport beoefenen en geen zware belastingen van de armen hoeven te ondergaan.

Afhankelijk van de uitgebreidheid, mate van degeneratie en de locatie van de ruptuur zal de peesruptuur zich in een bepaalde mate herstellen. Wanneer herstel van een peesruptuur uitblijft, kan men met oefentherapie proberen de verloren functie te compenseren door training van de nog functionerende musculatuur. Veel ouderen kunnen in het dagelijks leven nog goed functioneren ondanks uitgebreide rotatorcuffrupturen.

Voorlichting en advisering

Van belang is de oudere patiënt te vertellen dat er in veel gevallen goed te leven valt met een gescheurde rotatorcuffpees en dat de functie van deze spieren in veel gevallen kan worden overgenomen door andere schouderspieren. Daarnaast dient te worden geadviseerd pijnprovocerende activiteiten, indien mogelijk, te vermijden om verdere irritatie van de rotatorcuffpezen te voorkomen.

▪▪ Licht belaste oefeningen

Als de ruptuur nog vers is en als het lichaam reageert met een ontstekingsreactie, is het zaak om *na* de acute fase snel te beginnen met licht belaste oefeningen. Dit stimuleert het herstel van het gelaedeerde weefsel. Denk hierbij aan wandelen (de armen bewegen hierbij immers frequent), zwaaien/slingeren met de armen en zwemmen. De oefeningen worden afhankelijk van de pijn passief of actief uitgevoerd.

▪▪ Mobiliteit onderhouden

Omdat patiënten met een rotatorcuffruptuur in eerste instantie bepaalde bewegingen in het glenohumerale gewricht niet actief kunnen maken, dient de mobiliteit in deze beperkte richting passief onderhouden te worden. Bij ouderen ontstaat immers redelijk snel een bewegingsbeperking als bepaalde bewegingen lange tijd niet worden uitgevoerd.

▪▪ Subacromiale ruimte creëren

Aangezien een rotatorcuffruptuur vaak leidt tot craniale migratie van de schouderkop, waardoor impingement ontstaat, wordt in eerste instantie een spierversterkende adductorenoefening opgegeven. Hiermee kan in een aantal gevallen de pijn verlicht worden doordat deze spieren de schouderkop omlaag trekken en dus subacromiaal meer ruimte kunnen creëren. Aangeraden wordt om deze oefening minimaal twee keer per dag in drie setjes van vijftien herhalingen te doen. Zie ▶H. 6 en 7 voor nadere uitleg over het impingementsyndroom en de uitvoering van de oefeningen.

▪▪ Actieve elevatie opbouwen

Het doel van fysiotherapie is uiteindelijk het verkrijgen van een goede schouderfunctie waarbij de patiënt in staat is de aangedane arm weer te heffen. De actieve elevatie van de arm kan heel geleidelijk opgebouwd worden door te variëren in uitgangspositie (lig, halfzit, zit of stand), de grootte van de bewegingsuitslag van de oefening, het gebruik van wel of geen gewichten, het gebruik van de andere arm als ondersteuning enzovoort. Eerst zullen alleen kleine bewegingsuitslagen mogelijk zijn.

▪▪ Intacte schoudermusculatuur versterken

Naast oefeningen om de actieve schouderelevatie terug te krijgen bestaat de therapie voor een rotatorcuffruptuur uit krachttraining van de schoudermusculatuur die nog wel functioneert. De nog intacte schouderspieren hebben een sleutelfunctie bij het herstel. De bedoeling van het trainen van deze spieren is dat ze de functie gaan overnemen van de gelaedeerde rotatorcuffspier. Dit blijkt in veel gevallen (deels) mogelijk te zijn voor alledaagse activiteiten.

▪▪ Intacte en aangedane rotatorcuffspieren en globale schouderspieren versterken

Na de acute fase van het letsel is training van de intacte rotatorcuff- en uiteindelijk de globale schouderspieren (m. deltoideus, m. pectoralis major, m. latissimus dorsi) de aangewezen manier om weer voldoende kracht op te bouwen.

Tevens probeert men in geval van een partieel gescheurde rotatorcuffpees na een periode van gedoseerde rust de belasting op deze pees geleidelijk op te bouwen. Als de ruptuur partieel is, is er nog kans dat regeneratie van (een deel van) de pees optreedt.

De rotatorcuffspieren dienen uiteindelijk coördinatief goed samen te werken om de humeruskop te centraliseren tijdens allerlei armbewegingen. Zodra de spieren zijn versterkt, bestaat de volgende oefenfase uit grove armbewegingen in allerlei richtingen waarbij de juiste schoudermusculatuur aangespannen wordt.

■■ Coördinatieve en stabiliserende schoudertraining

Zodra de schoudermusculatuur krachtig genoeg is, dient de patiënt na verloop van tijd te leren een goed functionerend samenspel tussen de resterende intacte spieren te ontwikkelen. Dit kan middels coördinatief lastig uit te voeren schouderbewegingen, zoals het stuiteren, gooien en vangen van een bal. Daarnaast kunnen plotselinge bewegingen van de schouder gemaakt worden met oefeningen met bijvoorbeeld een XCO[1] of body blade, maar ook gewoon met de theraband of een dumbell. Snelle bewegingen in tegengestelde richting zorgen ervoor dat de rotatorcuffspieren beter moeten samenwerken (sterkere co-contractie) teneinde het gewricht te stabiliseren.

Een voorbeeldoefenprogramma voor de rotatorcuffruptuur is te vinden in ▶ H. 11.

Het is niet mogelijk een algemeen geldend oefenprogramma te beschrijven voor een rotatorcufflaesie omdat de locatie, de ernst en de mate van pijn na een dergelijk letsel individueel sterk verschillen. Daarom dient men als therapeut de meest geschikte oefeningen uit het programma te kiezen.

10.4.2 Operatie

Voor het operatief hechten van het gerupureerde peesweefsel wordt gekozen bij betrekkelijk jonge personen met gezond peesweefsel. Als de operatie plaatsvindt kort nadat het letsel is opgelopen, mogen daarvan goede resultaten worden verwacht. Op oudere leeftijd wordt operatief herstel van gerupureerd tendinotisch peesweefsel meestal niet uitgevoerd vanwege de grote kans op recidieven.

10.5 Voorbeeldcasus: ruptuur van de lange kop van de m. biceps brachii

Al enkele maanden heeft een 59-jarige man milde schouderklachten. De man is zzp'er en heeft een stoffeer- en klussenbedrijf. Zijn werk bestaat deels uit bovenhandse activiteiten, die regelmatig pijn provoceren. Tijdens een training met dumbells op het fitnesscentrum voelt hij plotseling iets knappen in de schouder en ervaart hij tegelijkertijd een felle pijnscheut aan de voorzijde van de bovenarm uitstralend tot aan de elleboog. De pijn neemt toe als hij zijn arm probeert te heffen. Ook in rust is er pijn aanwezig.

---

1 XCO staat voor 'eXtreme COre': het is een buis gedeeltelijk gevuld met korrels.

De daaropvolgende week verbetert de situatie enigszins maar bewegingen boven schouderhoogte blijven pijnlijk en er is enig krachtsverlies, vooral bij hoge bewegingen met de arm. Verder valt op dat na enkele dagen een rare bobbel zichtbaar is aan de voorzijde van de bovenarm.

10.5.1 Bevindingen bij onderzoek, een week na het trauma

- Er is een opvallende bobbel waarneembaar aan de anterolaterale zijde van de bovenarm (◘ fig. 10.1). Dit wordt ook wel een Popeye sign genoemd.
- De bobbel wordt tijdens de weerstandstest tegen flexie van de elleboog goed zichtbaar.
- Er is anterieure schouderpijn die uitstraalt naar de voorzijde van de bovenarm.
- Er is geringe pijn in rust, ook 's nachts.
- De pijn wordt geprovoceerd bij bewegingen boven schouderhoogte.
- Palpatie van de lange bicepspees ter hoogte van de sulcus bicipitalis is zeer pijnlijk.
- Er is een gevoel van pijn en onmacht tijdens actieve elevatie van de arm. Actief eleveren is wel weer mogelijk.
- De weerstandstest tegen flexie is licht pijnlijk. De kracht is echter vrijwel normaal.

10.5.2 Bespreking

Omdat de m. biceps brachii caput longum in zekere zin tot de rotatorenmanchet behoort (◘ fig. 10.2), kan deze tot dezelfde problemen leiden als de overige rotatorcuffspieren, zoals tendinose, een ruptuur en een impingementsyndroom.

Ruptuur Een ruptuur van de lange kop van de biceps is gemakkelijk te herkennen aan de kenmerkende bobbel die na verloop van tijd distaal op de bovenarm ontstaat (◘ fig. 10.1).

Veel moeilijker is het om, *voordat* er een ruptuur ontstaat, te bepalen of er sprake is van degeneratie of letsel aan de origo van de biceps brachii. De patiënt van deze casus had al enkele maanden voorafgaand aan de ruptuur last van de schouder. Het ligt dus voor de hand dat er toen al pathologie bestond. De lange kop van de m. biceps brachii ontspringt van het tuberculum supraglenoidale en meestal ook voor een deel van het labrum glenoidale. Niet zelden is het labrum ter plaatse van de origo losgescheurd (◘ fig. 10.3). Men noemt dit een SLAP-laesie.

Het kan lastig zijn SLAP-laesies te onderscheiden van aandoeningen aan de rotatorcuffpezen. Alhoewel er verschillende tests zijn beschreven voor het diagnosticeren van SLAP-laesies, is er geen enkele test die 100 % sensitief en specifiek is.

De volgende tests (voor de uitvoering zie ▶ bijlage V) kunnen worden uitgevoerd om labrumletsel ter plaatse van de bicepsorigo vast te stellen:
- test van O'Brien,
- upper cut manoeuvre,
- Speed's test,
- Yergason test,
- biceps load II test.

10.5 · Voorbeeldcasus: ruptuur van de lange kop van de m. biceps brachii

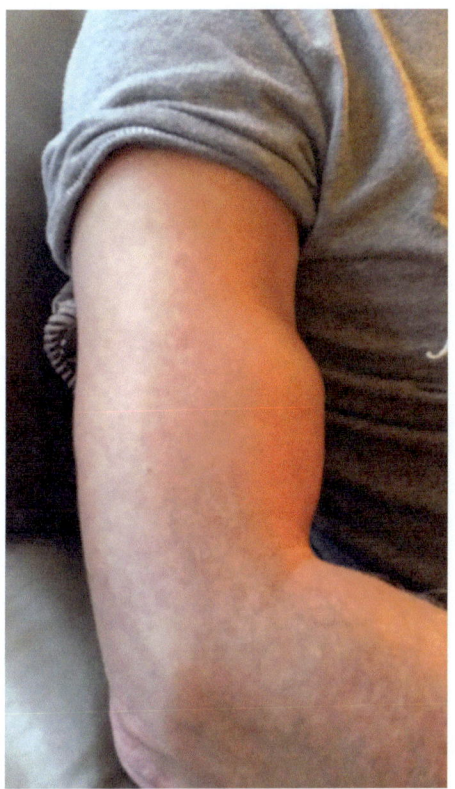

Figuur 10.1 Popeye sign: dit wijst op retractie van de spierbuik van de m. biceps brachii naar distaal ten gevolge van een ruptuur van het caput longum

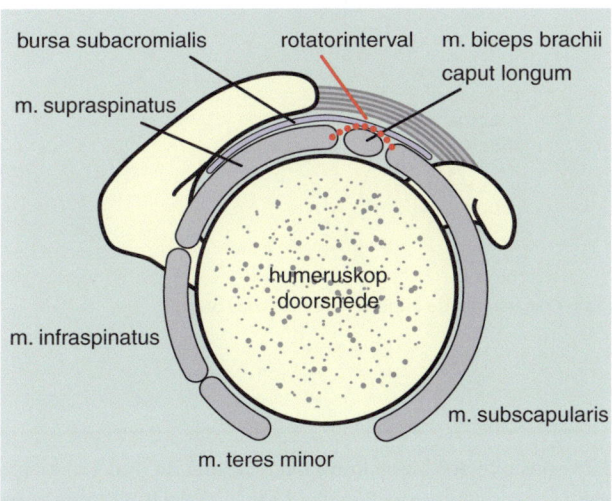

Figuur 10.2 De lange kop van de m. biceps brachii behoort in zekere zin tot de rotatorenmanchet: de pees bevindt zich tussen die van de m. subscapularis en de m. supraspinatus

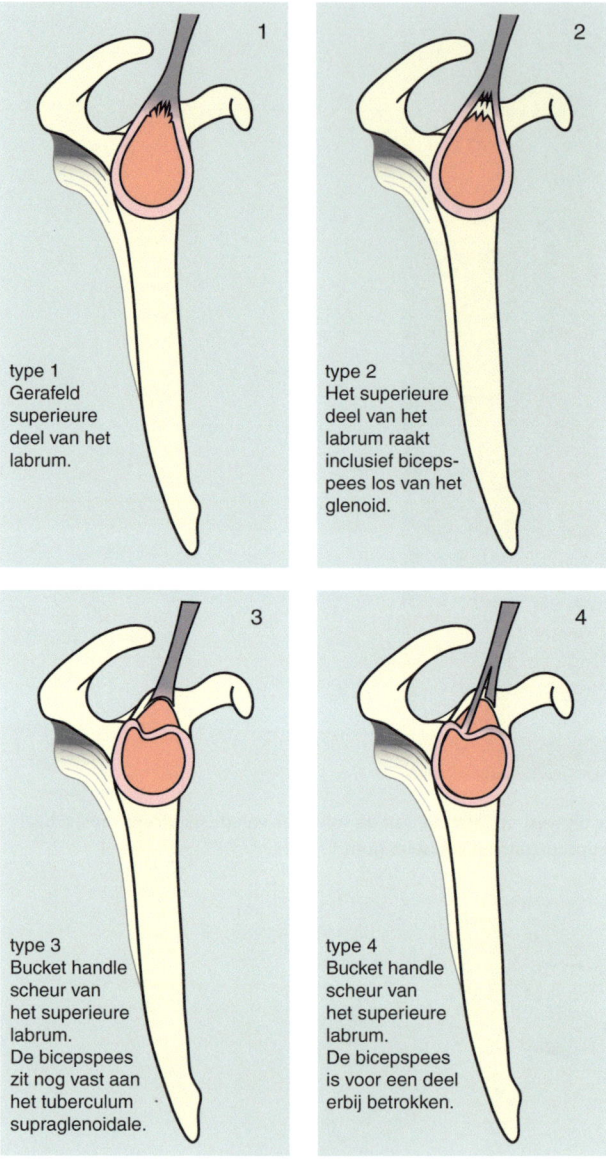

◘ **Figuur 10.3** Labrumletsels ter plaatse van de origo van de m. biceps brachii

10.5.3 Therapie

De conservatieve therapie van een SLAP-laesie komt overeen met die van een kleine rotatorcufflaesie: van belang is dat de humeruskop goed gecentreerd blijft in de kom. Na de inflammatoire herstelfase van de aandoening kan hiermee worden begonnen.

Vooral krachttraining van rotatorcuffspieren met stabiliserende oefeningen voor de schouder wordt in eerste instantie aanbevolen. ▶Hoofdstuk 11 toont allerlei voorbeelden van dergelijke oefeningen. Als de patiënt een werpsport beoefent, zoals handbal of waterpolo, dan verdient het aanbeveling om aan het eind van de meer algemene revalidatie ook een sportspecifieke opbouw toe te voegen (zie ►H. 13, 14, 15, 16 en 17).

De prognose van de SLAP-laesie is zeer afhankelijk van de mate waarin het labrum beschadigd is. Een fors labrumletsel is lastig met fysiotherapie te verhelpen. Als conservatief beleid niet helpt, moet vaak toch nog operatief worden behandeld. De operatieve behandeling bestaat uit re-insertie van het losgescheurde labrum [1].

Prognose SLAP-laesie

De prognose van een totale bicepspeesruptuur (lange kop) zonder SLAP-laesie is daarentegen vrij gunstig. Afwachtend beleid is in veel gevallen al voldoende om de meeste dagelijkse activiteiten zonder klachten uit te kunnen voeren. Uiteindelijk resteert er slechts gering krachtsverlies omdat de flexiekracht van de elleboog vooral wordt verzorgd door de m. brachialis. Voor wat de schouder betreft, kan er secundair op langere termijn een impingementsyndroom ontstaan. Voor mensen die intensief een bovenhandse sport beoefenen, kan een ruptuur van de lange kop van de m. biceps brachii een probleem vormen omdat de stabiliteit van het schoudergewricht voor een klein deel wordt verzorgd door deze spier. Evenals bij de SLAP-laesie worden dan krachttraining van de rotatorcuffspieren, stabiliserende oefeningen en sportspecifieke training aanbevolen.

Prognose bicepspeesruptuur

10.6 Nadere informatie

Nadere informatie en uitgebreidere casuïstiek over deze aandoeningen zijn te vinden in eerdere uitgaven van *Orthopedische Casuïstiek*:
- Onderzoek en behandeling van sportblessures van de schouder, ►H. 6.
- Onderzoek en behandeling van het bewegingsapparaat bij ouderen, ►H. 1.
- Onderzoek en behandeling van de schouder, ►H. 6.

Literatuur

1 Riet R. van, Verborgt O. Schouder en elleboog, chirurgie en postoperatieve revalidatie. Leuven/Den Haag: Acco; 2011.

Oefenprogramma rotatorcuffruptuur

Patty Joldersma

Samenvatting

Kort na een rotatorcuffruptuur is de functie van de schouder in het algemeen zeer slecht. Vaak denkt men dat een operatie nodig is om de schouder te herstellen. Toch is het meestal mogelijk om met een heel geleidelijk opgebouwd oefenprogramma een groot deel van de schouderfunctie weer terug te krijgen. Dit hoofdstuk toont in 54 foto's een dergelijk oefenprogramma.

11.1	Opbouw van het oefenprogramma – 88	
11.2	Licht belaste oefeningen en schoudermobiliteit onderhouden – 88	
11.3	Subacromiale ruimte creëren – 89	
11.4	Actieve elevatie opbouwen – 90	
11.5	Spierversterkende oefeningen met accent op de m. supraspinatus – 94	
11.6	Spierversterkende oefeningen met accent op de m. infraspinatus en m. teres minor – 96	
11.7	Spierversterkende oefeningen met accent op de m. subscapularis – 98	
11.8	Co-contractieoefeningen – 99	
11.9	Spierversterkende oefeningen met accent op de m. biceps brachii – 100	

© Bohn Stafleu van Loghum, onderdeel van Springer Media B.V. 2018
K. van Nugteren, P. Joldersma en J. Otten (Red.), *Oefenprogramma's voor schouderaandoeningen*, Orthopedische Casuïstiek, DOI 10.1007/978-90-368-1924-4_11

11.1 Opbouw van het oefenprogramma

Het oefenprogramma voor de rotatorcuffruptuur bestaat uit de volgende onderdelen:
1. Licht belaste oefeningen en het onderhouden van de schoudermobiliteit: ◘fig. 11.1 en 11.2.
2. Subacromiale ruimte creëren: ◘fig. 11.3.
3. Het opnieuw mogelijk maken om de arm te eleveren: ◘fig. 11.4, 11.5, 11.6, 11.7, 11.8, 11.9, 11.10, 11.11 en 11.12.
4. Spierversterkende oefeningen met accent op de m. supraspinatus: ◘fig. 11.13, 11.14, en 11.15.
5. Spierversterkende oefeningen met accent op de m. infraspinatus en m. teres minor: ◘fig. 11.16, 11.17, 11.18, 11.19, en 11.20.
6. Spierversterkende oefeningen met accent op de m. subscapularis: ◘fig. 11.21 en 11.22.
7. Co-contractieoefeningen: ◘fig. 11.23a en b.
8. Spierversterkende oefeningen voor de m. biceps brachii: ◘fig. 11.24.

11.2 Licht belaste oefeningen en schoudermobiliteit onderhouden

Zie ◘fig. 11.1 en 11.2.

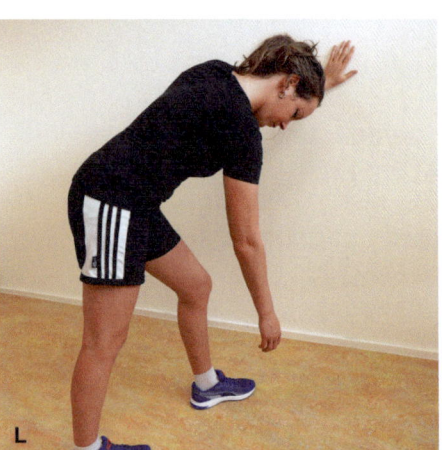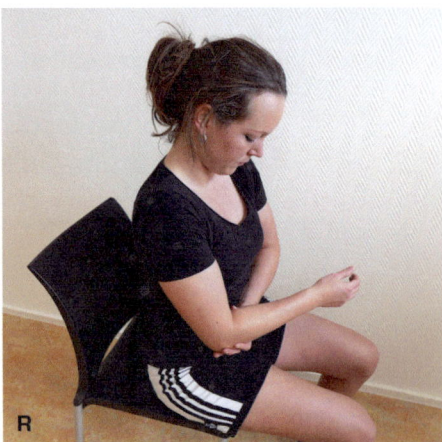

◘ **Figuur 11.1** **L** Pendeloefening: met een voorovergebogen lichaam ontspannen de arm laten bungelen of rustig zwaaien in voor-achterwaartse en/of zijwaartse richting. **R** Exorotatie-endorotatie: beweeg met ondersteuning van de andere hand de arm naar buiten en binnen

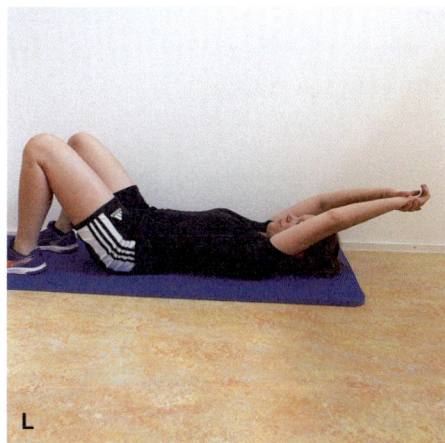 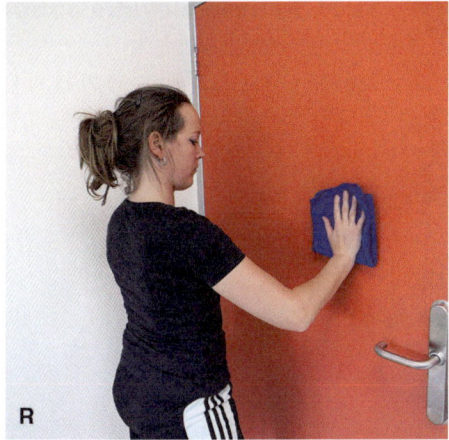

◻ **Figuur 11.2** **L** Elevatie in lig: pak de aangedane arm vast bij de pols en breng deze met ondersteuning van de gezonde arm naar achteren. **R** Elevatie in stand: schuif het doekje stukjes omhoog-omlaag en/of zijwaarts heen en terug en help zo nodig mee met de andere hand

11.3 Subacromiale ruimte creëren

Zie ◻ fig. 11.3.

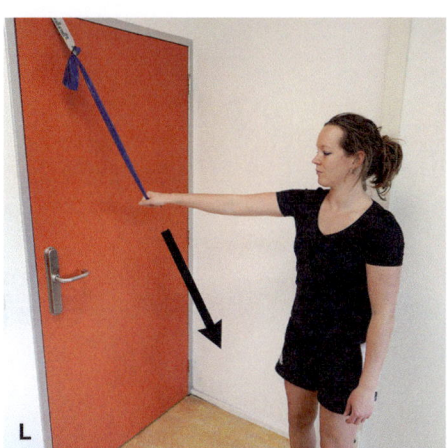 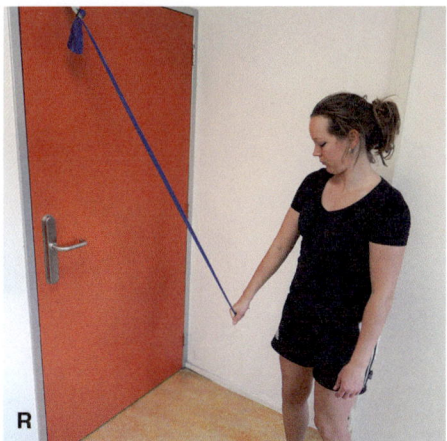

◻ **Figuur 11.3** **L** Weerstand adductie, toe te passen zodra de pijn het toelaat: ga met het lichaam iets naar de deur toe gedraaid staan zodat de arm zich niet zuiver zijwaarts bevindt. Pak met een gestrekte arm de band vast en zorg ervoor dat deze op spanning staat. **R** Trek de band met een gestrekte arm omlaag tot aan de 'broekzak' en breng hem vervolgens langzaam in twee seconden weer omhoog tot net iets onder schouderhoogte. Blijf de arm gestrekt houden en beweeg de romp niet mee

11.4 Actieve elevatie opbouwen

Zie ◼fig. 11.4, 11.5, 11.6, 11.7, 11.8, 11.9, 11.10, 11.11 en 11.12.

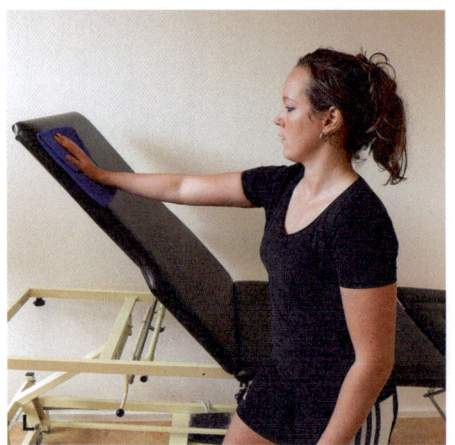
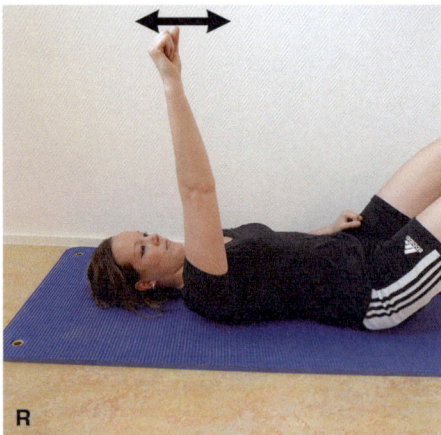

◼ **Figuur 11.4** **L** Elevatie arm in semigesloten keten: schuif de arm met een doekje of bal schuin tegen de bank omhoog. Opbouw: van vlakke tafel tot verticaal. **R** Lig met de arm recht omhoog: draai kleine rondjes en maak kleine bewegingen naar voren-achteren en/of zijwaarts

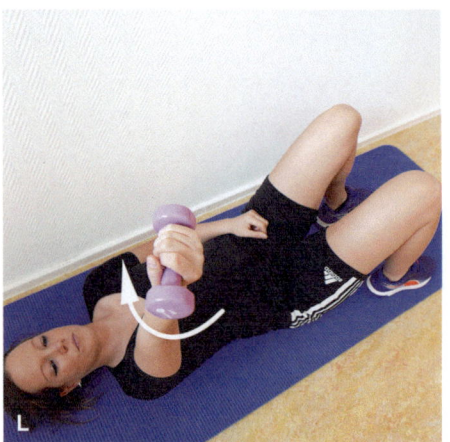
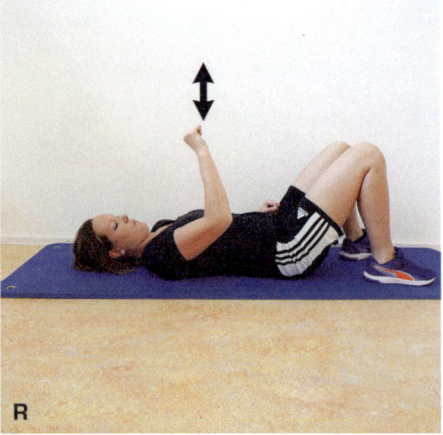

◼ **Figuur 11.5** **L** Exorotatie-endorotatie in lig: draai met een gestrekte arm de arm links- en rechtsom. **R** Lig met de arm recht omhoog: laat de arm een stukje zakken en strek weer uit naar boven

11.4 · Actieve elevatie opbouwen

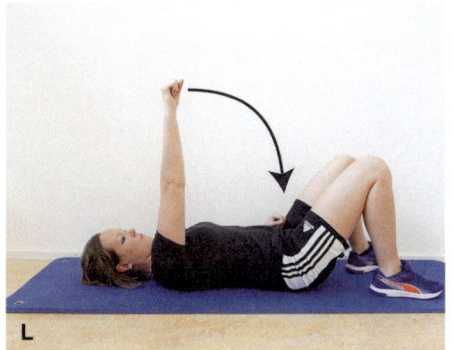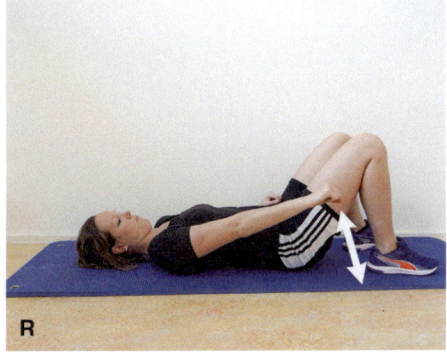

▶ **Figuur 11.6** **L** Lig met de arm recht omhoog. Laat de gestrekte arm een klein stukje of indien mogelijk helemaal zakken. **R** Lig met de arm langs het lichaam. Til de arm een stukje op

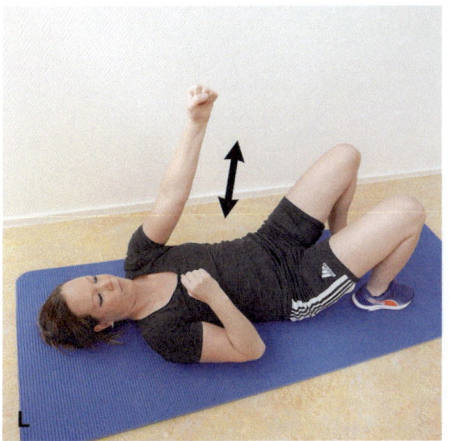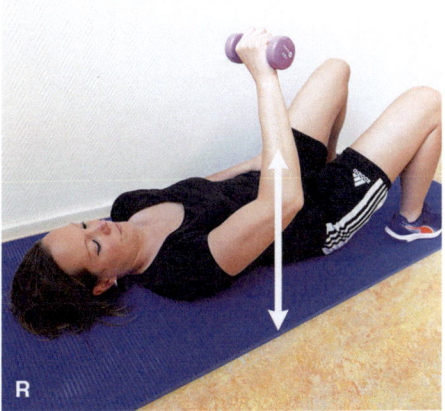

▶ **Figuur 11.7** **L** Boksen in ruglig: stoot de armen een voor een gestrekt naar voren. **R** Til de arm al of niet met dumbell vanaf de grond kleine stukjes op en laat hem weer langzaam zakken

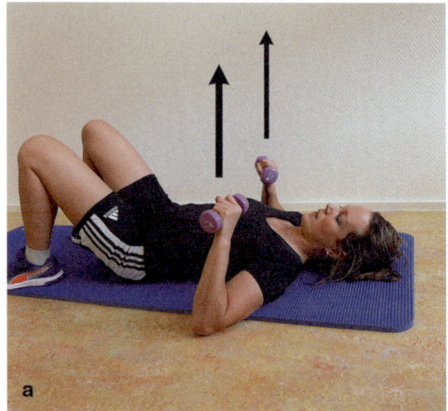 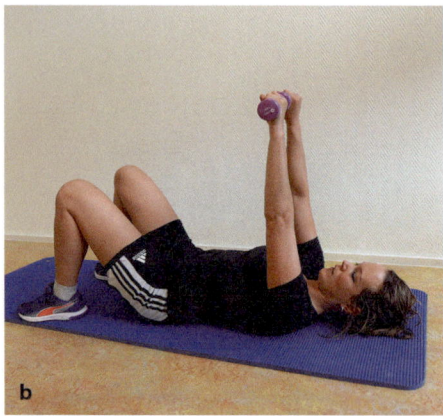

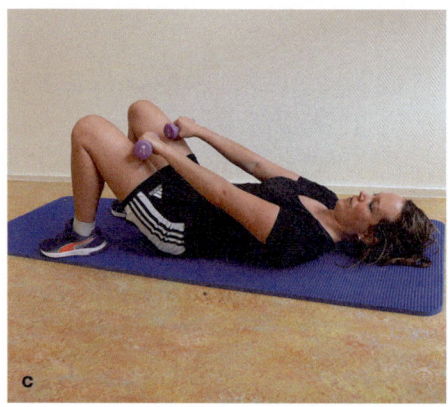 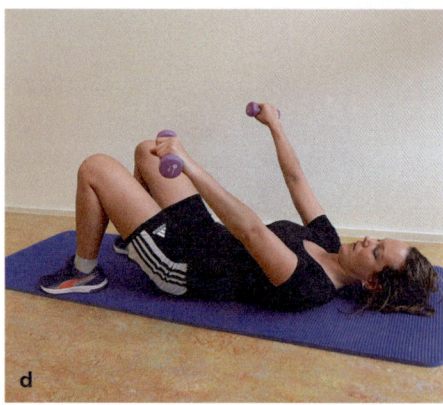

Figuur 11.8 **a** en **b** Dumbell press: duw de armen gestrekt naar voren en breng de dumbells naar elkaar toe. Beweeg de armen vervolgens weer terug omlaag. **c** en **d** De vorige oefening kan eventueel vervolgd worden met het gestrekt laten zakken van de arm, zowel met de armen voorwaarts als zijwaarts

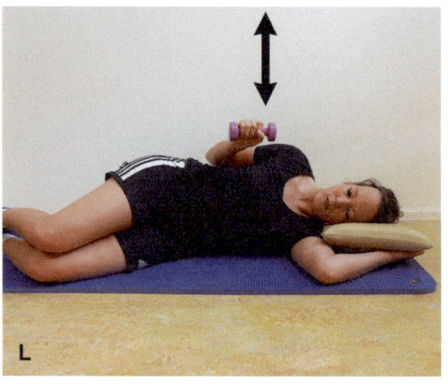 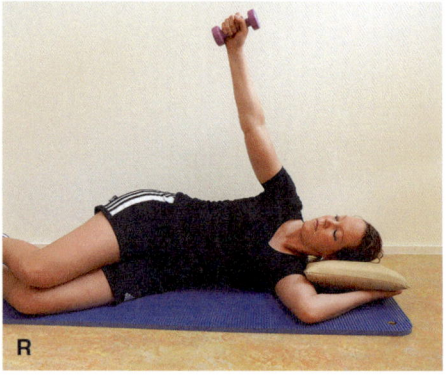

Figuur 11.9 **L** en **R** Arm optillen en omhoog uitstoten in zijlig. Vervolgens met gebogen arm weer terug omlaag brengen

11.4 · Actieve elevatie opbouwen

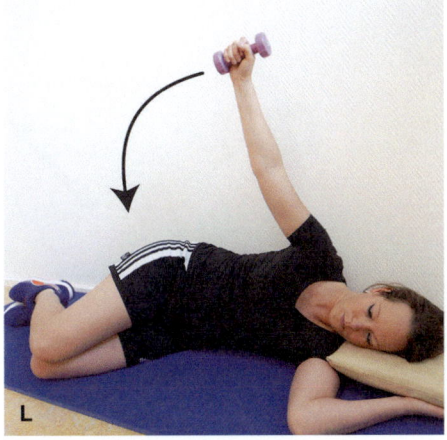 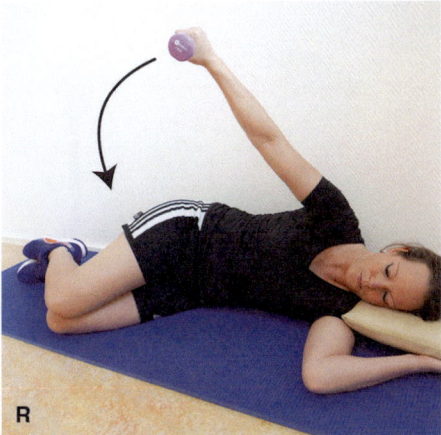

◘ **Figuur 11.10** Variaties op de vorige oefening. **L** De dumbell laten zakken met gestrekte arm in neutrale positie. **R** De dumbell laten zakken met gestrekte arm in endorotatie

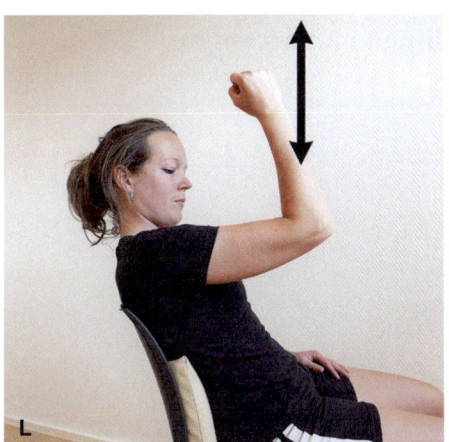 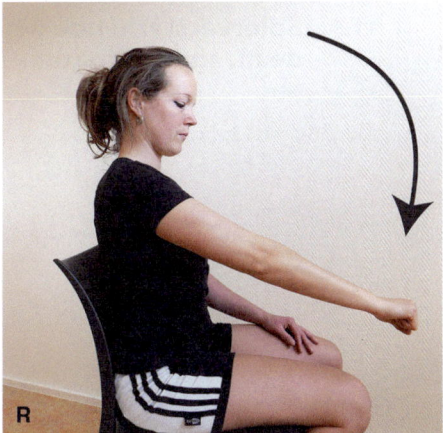

◘ **Figuur 11.11** **L** Arm gebogen kleine stukjes optillen en laten zakken in halfzittende positie. **R** Kan eventueel met doorstrekken omhoog en gebogen of gestrekt terug laten zakken

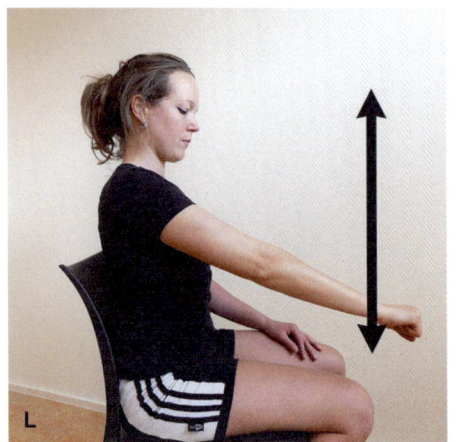 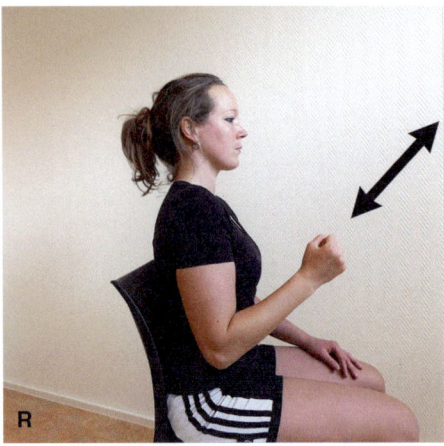

Figuur 11.12 L Arm gestrekt optillen en gestrekt laten zakken in rechtop zittende positie.
R Arm schuin naar voren uitstoten en weer terug bewegen richting borst

11.5 Spierversterkende oefeningen met accent op de m. supraspinatus

Zie fig. 11.13, 11.14, en 11.15.

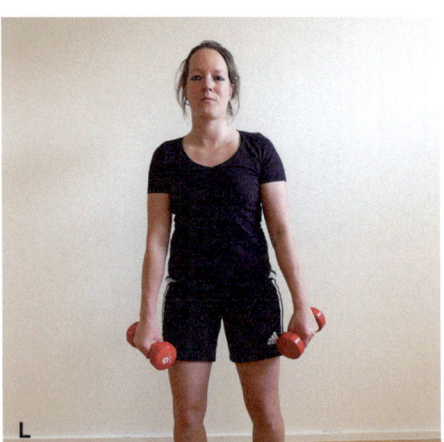 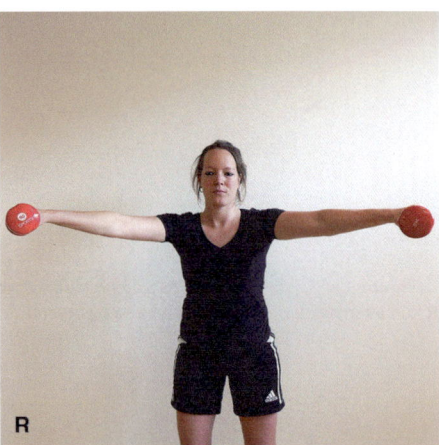

Figuur 11.13 L en R Scaption raise (abductie in stand). Uitgangshouding: stand met de armen in het scapulaire vlak (armen iets voor de romp, niet zuiver zijwaarts) met of zonder gewichten in de handen. Beweeg de armen zijwaarts in het scapulaire vlak omhoog tot schouderhoogte en vervolgens langzaam in twee seconden weer terug

11.5 · Spierversterkende oefeningen met accent op de m. supraspinatus

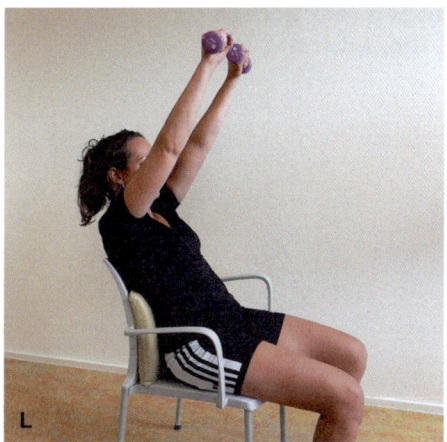 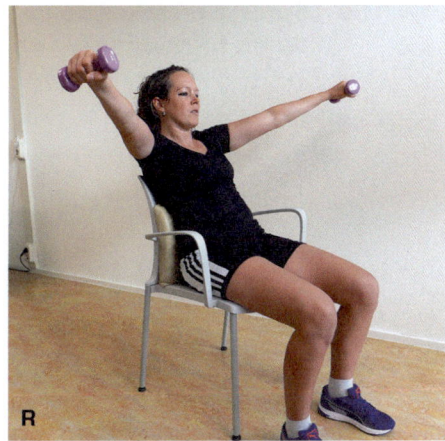

◘ **Figuur 11.14** L en R Scaption raise (in halfzit). De vorige oefening kan verzwaard worden door een halfzittende positie aan te nemen. Hierdoor wordt de lastarm voor de m. supraspinatus groter omdat deze spier vooral in de eerste 20° abductie actief is. De armen kunnen meer in anteflexie (L) of meer in abductie (R) gehouden worden. Men kan ervoor kiezen de armen tot schouderhoogte of tot maximale elevatie te brengen

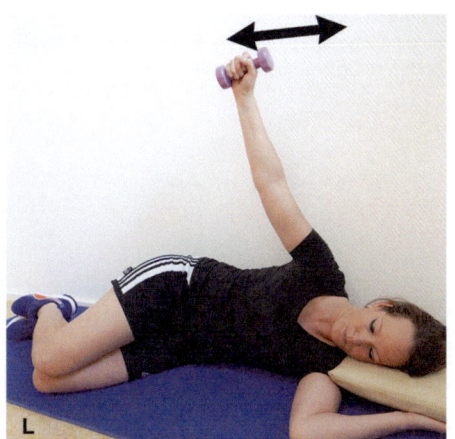 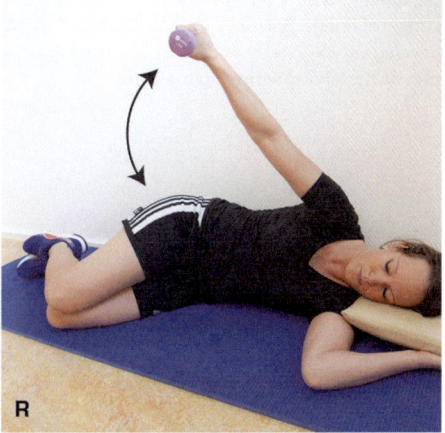

◘ **Figuur 11.15** L Abductie in zijlig: breng de arm gebogen of gestrekt omhoog. Maak vanuit deze positie kleine (steeds grotere) bewegingen omhoog en omlaag met een gestrekte arm. Zodra de gehele op-neerwaartse beweging gemaakt kan worden, laat de arm dan telkens in twee seconden zakken. Dit kan met of zonder gewicht in de hand. De arm kan zich hierbij in neutrale positie (L) of endorotatiestand bevinden. R Abductie in zijlig: beweeg de arm met de handrug naar boven gericht omhoog en vervolgens langzaam in twee seconden weer terug omlaag. In zijlig is de m. supraspinatus actiever dan in stand of halfzittende positie omdat de lastarm voor de m. supraspinatus het grootst is. Deze spier is immers in de eerste 20° abductie actief

11.6 Spierversterkende oefeningen met accent op de m. infraspinatus en m. teres minor

Zie ◘ fig. 11.16, 11.17, 11.18, 11.19 en 11.20.

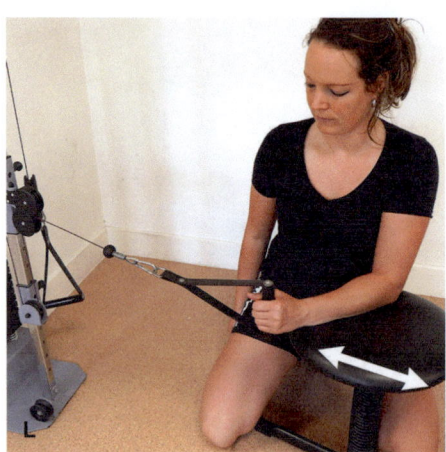 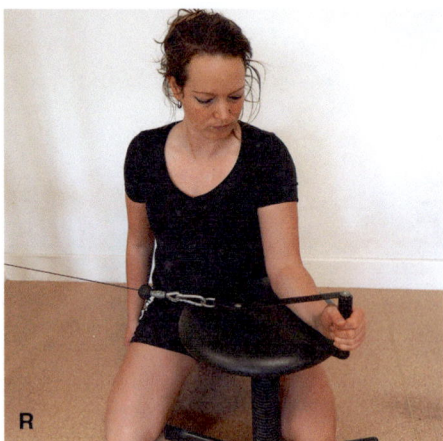

◘ **Figuur 11.16** L en R Exorotatie in semigesloten keten: plaats de elleboog in 90° flexie op een bankje of krukje. Beweeg de onderarm naar buiten terwijl de elleboog op dezelfde plek gefixeerd blijft. Beweeg vervolgens de onderarm langzaam in twee seconden terug naar binnen. De oefening kan ook met de theraband worden uitgevoerd

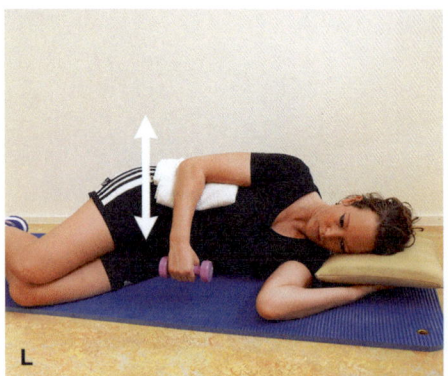 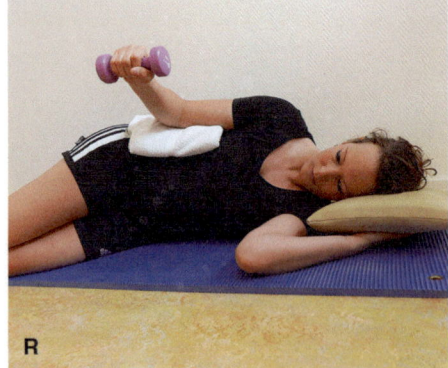

◘ **Figuur 11.17** L en R Exorotatie in zijlig: fixeer de elleboog in de zij en draai de onderarm naar buiten (omhoog) en weer langzaam in twee seconden terug. Dit kan met of zonder gewicht in de hand. Zodra de elleboog iets opgetild wordt tijdens de buitenwaartse draaiing, wordt ook de m. supraspinatus actief. De oefening kan met het oog op de functie van de m. infraspinatuspees het beste met een handdoekje of roller onder de bovenarm uitgevoerd worden zodat de arm enigszins in abductie ligt

11.6 · Spierversterkende oefeningen met accent op de m. infraspinatus ...

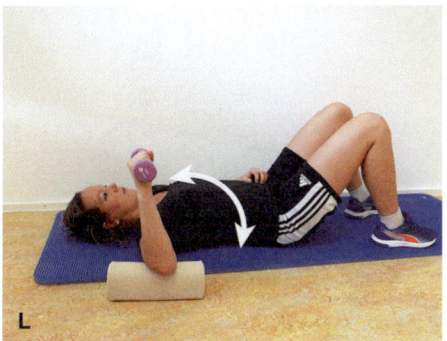 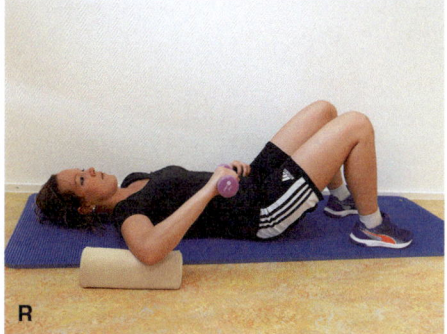

◘ **Figuur 11.18** **L en R** Uitgangshouding: ruglig met de arm in 90° abductie en de elleboog in 90° flexie, waarbij de bovenarm ondersteund is door een kleine roller. Draai de onderarm langzaam in twee seconden naar beneden en vervolgens terug tot de beginpositie terwijl de elleboog op dezelfde plek blijft. De onderarm kan ook verder achterwaarts worden gebracht zodat de endorotatoren tevens extra getraind worden

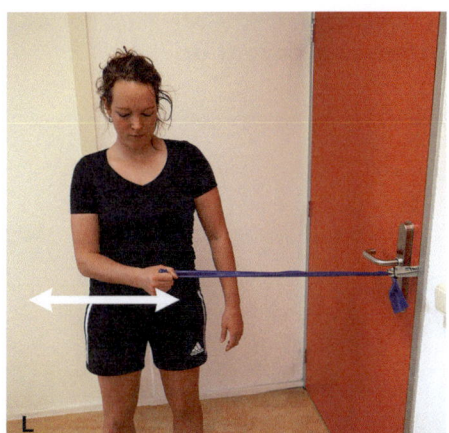 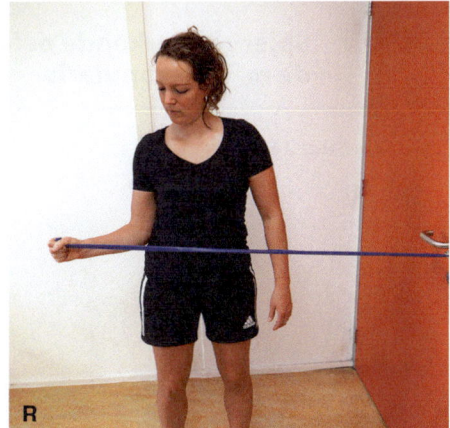

◘ **Figuur 11.19** **L en R** Exorotatie in stand. Uitgangshouding: stand met de aangedane zijde van de deur af waarbij de hand de theraband vastpakt. De handrug wijst naar opzij en de elleboog is 90° gebogen en gefixeerd in de zij. Draai de onderarm naar buiten terwijl de elleboog in de zij gefixeerd blijft. Breng de arm langzaam terug naar de beginpositie tot aan de navel

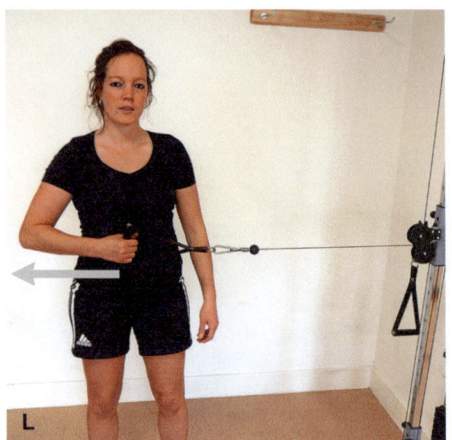
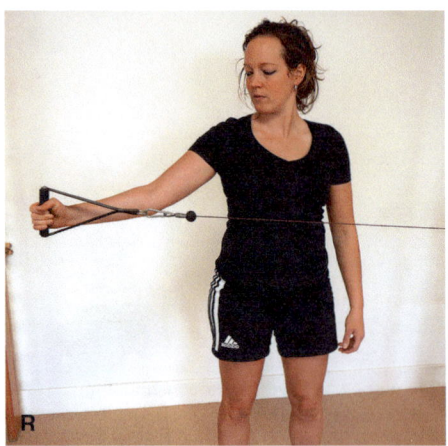

Figuur 11.20 De vorige oefening kan ook uitgevoerd worden met een niet-gefixeerde elleboog in de zij. Zodra de elleboog loskomt van de zij, wordt ook de m. supraspinatus extra actief. In plaats van met de pulley kan deze oefening ook met de theraband uitgevoerd worden

11.7 Spierversterkende oefeningen met accent op de m. subscapularis

Zie fig. 11.21 en 11.22.

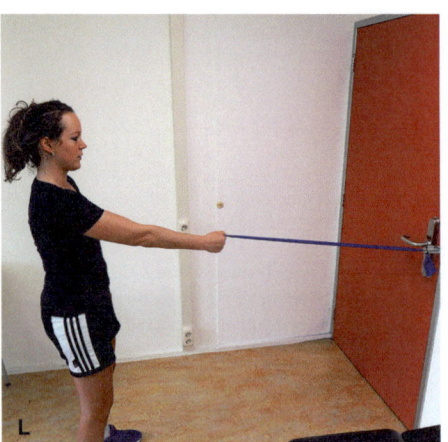
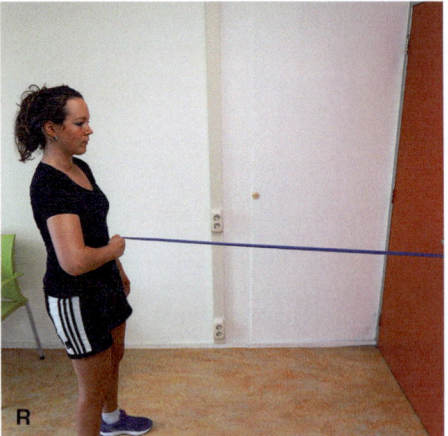

Figuur 11.21 L en R Endorotatie in stand. Trek met een gestrekte arm de band op spanning. Trek vanuit deze positie de band naar de navel toe waarbij de elleboog opzij wordt gebracht zodat elleboog en hand in één lijn voor de buik blijven. Klem de elleboog dus niet in de zij. Beweeg vervolgens de arm langzaam in twee seconden terug tot hij weer gestrekt is

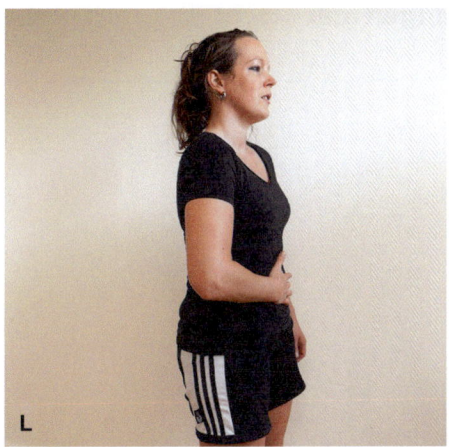 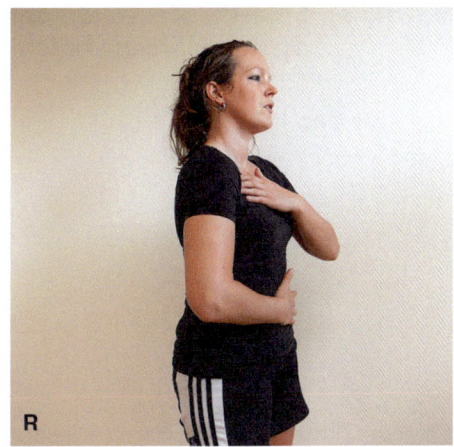

◻ **Figuur 11.22** **L** Belly press oefening: leg de hand op de buik terwijl de elleboog opzij wordt gebracht zodat elleboog en hand zich in één lijn voor de romp bevinden. Geef met de hand een lichte druk tegen de buik (endorotatie). Tijdens de oefening mag de elleboog niet naar achteren bewegen. **R** Met de hand van de gezonde arm kan worden gecontroleerd of de druk op de buik door de m. subscapularis en niet door de m. pectoralis major wordt opgebouwd

11.8 Co-contractieoefeningen

Zie ◻ fig. 11.23.

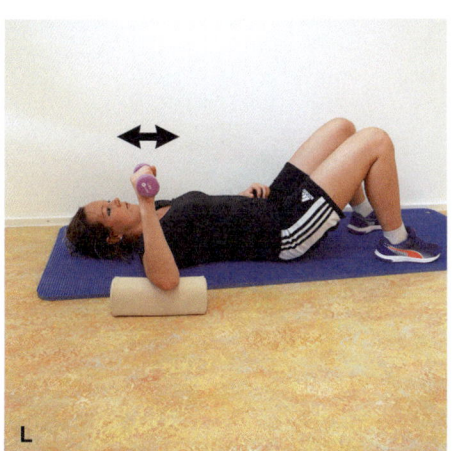 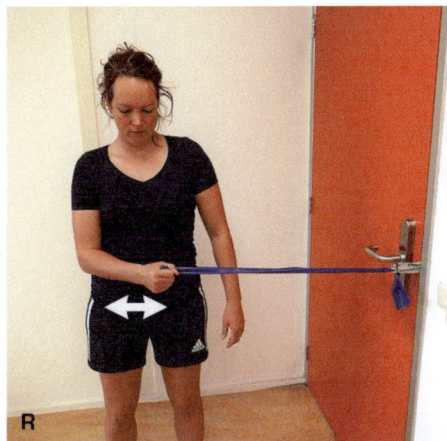

◻ **Figuur 11.23** **L en R** Snelle exorotatie-endorotatie. De oefeningen kunnen ook op een andere manier uitgevoerd worden: maak korte snelle exorotatie-endorotatiebewegingen met de arm rond de uitgangspositie. Hierbij leren de exo- en endorotatoren goed samen te werken (co-contractie). De oefening is belastend voor de pezen, dus wordt ze pas uitgevoerd als de kracht van de cuffspieren voldoende is opgebouwd

11.9 Spierversterkende oefeningen met accent op de m. biceps brachii

Zie 🔹fig. 11.24.

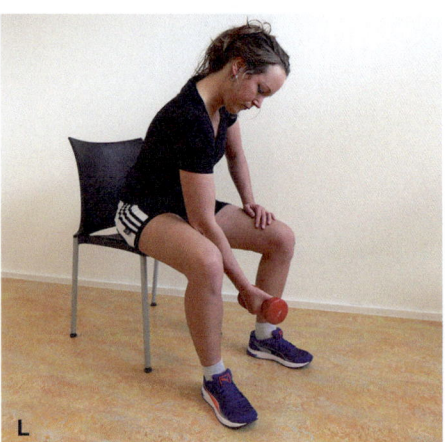 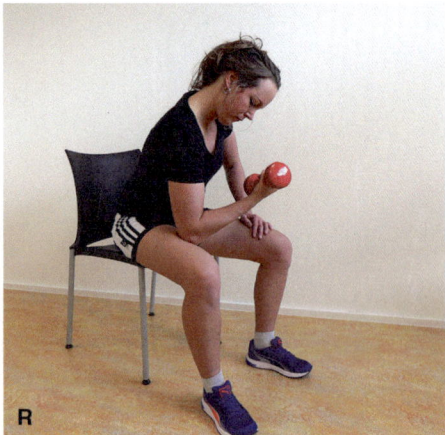

🔹 **Figuur 11.24** L en R Biceps curl in zit: zit met de elleboog van de aangedane arm steunend tegen het bovenbeen met of zonder gewicht in de hand. Buig de elleboog en laat vervolgens de arm langzaam in twee seconden zakken tot bijna gestrekt

Anterieure schouderinstabiliteit

Jacintha Otten en Patty Joldersma

Samenvatting

Dit hoofdstuk bespreekt de casus van een tennisser die steeds schouderpijn ervaart bij de bovenhandse opslag. Het klinisch onderzoek toont eigenlijk een vrij goede schouderfunctie, totdat er stabiliteitstests worden uitgevoerd. De bespreking gaat uitgebreid in op de oorzaken en behandelmogelijkheden van schouderinstabiliteit.

12.1   Voorbeeldcasus – 102
12.1.1 Bevindingen bij onderzoek, vier maanden na aanvang van de klachten – 102

12.2   Bespreking – 102
12.2.1 Anatomie – 103
12.2.2 Differentiaaldiagnostiek – 103
12.2.3 Andere vormen van schouderinstabiliteit – 104

12.3   Oefentherapie – 104

12.4   Het 5P-systeem – 106

12.5   Nadere informatie – 107

Literatuur – 107

© Bohn Stafleu van Loghum, onderdeel van Springer Media B.V. 2018
K. van Nugteren, P. Joldersma en J. Otten (Red.), *Oefenprogramma's voor schouderaandoeningen*,
Orthopedische Casuïstiek, DOI 10.1007/978-90-368-1924-4_12

12.1 Voorbeeldcasus

Bij een 24-jarige tennisser ontstaat in enkele maanden tijd toenemende pijn in de schouderregio, vooral tijdens en na het tennissen. De pijn treedt vooral op bij de bovenhandse opslag en wordt gevoeld aan de anterolaterale zijde van de schouder. Aanvankelijk heeft de pijn een zeurend, dof karakter, maar geleidelijk ontwikkelt deze zich steeds meer naar een wat scherpe pijn. Soms ontstaat er bij de bovenhandse opslag een felle pijnscheut.

12.1.1 Bevindingen bij onderzoek, vier maanden na aanvang van de klachten

- Alle actieve en passieve bewegingen verlopen normaal. Alleen de eindstandige passieve elevatie is gevoelig.
- De exorotatie van de aangedane schouder is opvallend ruim.
- De endorotatie van de aangedane schouder is juist minder ver mogelijk dan die aan de gezonde zijde.
- Weerstandstests tonen goede kracht en provoceren geen pijn.
- Er is lichte hyperlaxiteit.
- Apprehension test en relocation test zijn sterk positief.

12.2 Bespreking

Geleidelijk optredende, anterieure of antero-inferieure instabiliteit van het schoudergewricht is een veel voorkomende en beruchte sportblessure bij bovenhandse werpers, racketsporters, volleyballers en zwemmers. Oorzaak is de frequente explosieve beweging van de arm in eindstandige abductie en exorotatie, de zogenaamde late cocking position. Niet zelden is een slechte techniek van de worp, smash of bovenhandse slag met het racket de oorzaak van het probleem. Repeterende microtraumata leiden tot een beschadiging en verrekking van het voorste deel van het schouderkapsel.

Kenmerkend voor deze casus zijn de betrekkelijk geringe afwijkingen bij het onderzoek. Alleen de stabiliteitstests zijn duidelijk positief. Het verhaal van de patiënt is echter heel karakteristiek voor een stabiliteitsprobleem: stabiliteitstests mogen dus nooit vergeten worden bij schouderpatiënten die een bovenhandse sport bedrijven.

Opvallend vaak is de exorotatie van de aangedane arm verruimd terwijl de endorotatie beperkt is in vergelijking met de gezonde arm. Dit komt door een te slap voorste kapsel en een te strak achterste kapsel. Onderdeel van de therapie is dan ook het rekken van het achterste kapsel. Een te strak achterste kapsel wordt ook wel GIRD genoemd: glenohumeral internal rotation deficit.

12.2 · Bespreking

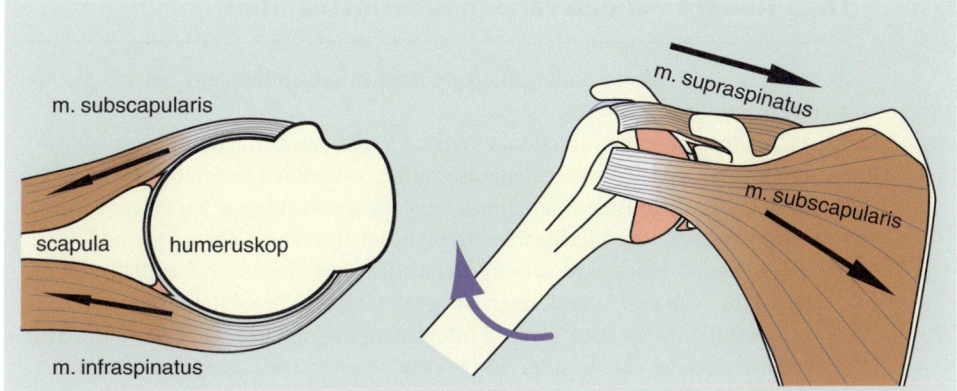

◘ **Figuur 12.1** De rotatorcuffmusculatuur is essentieel voor de stabiliteit van het glenohumerale gewricht omdat bij contractie van deze musculatuur de humeruskop in de kom wordt getrokken. *Links*: transversale doorsnede. *Rechts*: vooraanzicht

12.2.1 Anatomie

Het glenohumerale gewricht is – in vergelijking met het heupgewricht – erg klein en vlak. De schouderkop (humeruskop) wordt slechts voor een derde omvat door de schouderkom. De stabiliteit van het schoudergewricht is dan ook nagenoeg volledig afhankelijk van de omringende structuren. De scapulohumerale ligamenten zijn niet strak om het gewricht heen gespannen en laten een grote beweeglijkheid toe. Zij spelen dan ook vooral een rol in de eindstanden van het gewricht. Wel kunnen de scapulohumerale ligamenten gespannen worden door erin uitstralende peesvezels van de rotatorcuffmusculatuur. Deze bestaat uit vier diep gelegen spieren, die alle hun aanhechting hebben rond de schouderkop. De vier pezen lopen in elkaar over en vormen samen een soort manchet die de schouderkop omvat. Bij contractie van de rotatorcuffmusculatuur trekken zij de kop in de kom (◘ fig. 12.1). Deze spieren spelen vooral een rol in de middenstanden van het schoudergewricht.

12.2.2 Differentiaaldiagnostiek

Kenmerkend voor een anterieure schouderinstabiliteit is pijn bij maximale exorotatie van het glenohumerale gewricht. Ditzelfde symptoom wordt ook gevonden bij een beginnende artritis (capsulair patroon). Schouderinstabiliteit geeft meestal alleen lokale pijn en wordt vrijwel alleen gevoeld tijdens een eindstandige exorotatie (en vooral in combinatie met 90° abductie). De patiënt beoefent gewoonlijk een bovenhandse sport. Verder ziet men in geval van een anterieure instabiliteit eerder een te ruime exorotatie dan een beperkte exorotatie, wat kenmerkend is voor de artritis.

12.2.3 Andere vormen van schouderinstabiliteit

Er wordt in de literatuur onderscheid gemaakt in verschillende typen van glenohumerale instabiliteit:

- TUBS: traumatic unidirectional Bankart lesion surgery. Hierbij is sprake van een trauma in de voorgeschiedenis waarbij instabiliteit in één bepaalde richting ontstaat. Berucht is de traumatisch ontstane Bankart laesie ten gevolge van een anterieure schouderluxatie: hierbij is het anterieure labrum glenoidale losgescheurd. Hoewel gewoonlijk eerst conservatief wordt behandeld, valt op den duur vaak niet te ontkomen aan een operatie. Vooral jonge mensen die op competitief niveau risicosporten uitoefenen, kunnen baat hebben bij een artroscopisch herstel van de laesie. Zij worden soms al direct geopereerd zonder voorafgaande conservatieve behandeling [1].
- AMBRI: atraumatic multidirectional bilateral rehabilitation inferior capsular shift. Hierbij is sprake van een van nature zeer mobiel schoudergewricht, meestal beiderzijds. Dit is in bepaalde gevallen zo extreem, dat er spontaan schouderluxaties kunnen optreden. Minimale belasting van het glenohumerale gewricht in een abnormale richting kan al leiden tot een luxatie. Soms kan de persoon in kwestie zelf de schouderkop uit de kom trekken en er weer in duwen. Dit fenomeen wordt een habituele schouderluxatie genoemd. Mensen met een dergelijke 'aandoening' hebben dikwijls een aangeboren bindweefselzwakte met een overmatige beweeglijkheid in meer gewrichten.
- AIOS: acquired instability overstress surgery. Hierbij is er sprake van geleidelijk ontstane instabiliteit door overbelasting, zoals vaak het geval is bij werpsporters. Hoewel de naam suggereert dat een operatie nodig is, wordt de patiënt vaak met succes behandeld met fysiotherapie.

12.3 Oefentherapie

Anterieure instabiliteit (AIOS) en multidirectionele instabiliteit (AMBRI) worden behandeld met oefentherapie. Hoe eerder hiermee begonnen wordt, des te groter is de kans op volledig herstel. Traumatisch ontstane instabiliteit (TUBS) kan ook zo behandeld worden, tenminste als er geen *grote* beschadigingen van ligamenten en van het labrum glenoidale bestaan.

De *anterieure* instabiliteit die we zien bij bovenhandse sporters vraagt om een heel eigen aanpak omdat men gericht toe moet werken naar sportspecifieke training. Dit geldt in ieder geval als de patiënt de bovenhandse sport nog wil voortzetten. Conservatieve behandeling van de anterieure schouderinstabiliteit bestaat uit de volgende oefeningen:

- Rekoefeningen voor de m. pectoralis major en minor zodat eindstandige retractie van het schouderblad gemakkelijker mogelijk is en extreme naar voren gerichte kracht van de m. pectoralis major niet leidt tot anterieure subluxatie van de humeruskop (fig. 12.2).

12.3 · Oefentherapie

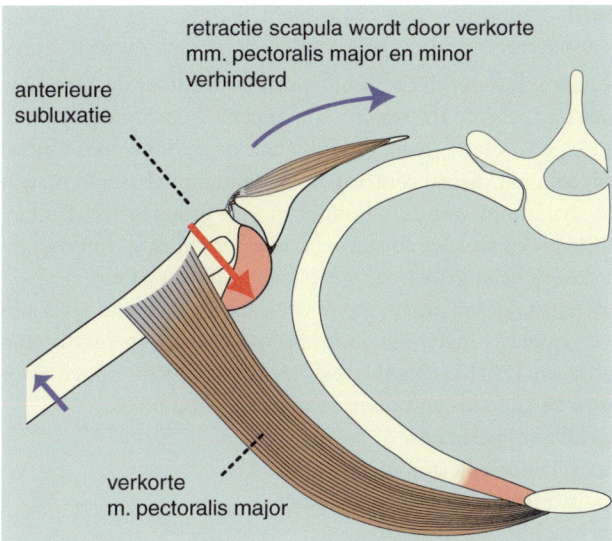

◘ **Figuur 12.2** Een naar voren gerichte kracht van de (verkorte) m. pectoralis major kan een anterieure subluxatie van de humeruskop veroorzaken (*rode pijl*) en een verminderde retractie (*paarse pijl*) van de scapula

- Spierversterkende oefeningen voor de scapulothoracale spieren en rotatorcuff-musculatuur, bij voorkeur beginnend onder 90° elevatie en in de middenstanden van het gewricht. De m. subscapularis mag niet vergeten worden: deze spier oefent immers een dorsaalgerichte kracht uit op de humeruskop. Men kan het best beginnen met geslotenketenoefeningen, dan semigeslotenketenoefeningen, vervolgens met elastische banden en als ook dit goed verloopt, met vrije gewichten (►H. 13).
- Mobiliserende oefeningen voor de endorotatie als deze beperkt is: rekken van het achterste kapsel en van de mm. infraspinatus en teres minor. Twee huiswerkoefeningen zijn: de cross body stretch en de sleepers stretch (►H. 13). Van de cross body stretch worden betere resultaten vermeld dan van de sleepers stretch.
- Voor bovenhandse sporters wordt de krachttraining geleidelijk steeds meer toegepast richting de werphouding (late cocking position) en de snelheid van bewegen wordt verder opgevoerd. Ook de mate van belasting wordt steeds verder opgebouwd. Hierbij horen ook plyometrische oefeningen (zie ►H. 14, 15 en 16 voor de oefentherapie die specifiek bedoeld is voor bovenhandse wedstrijdsporters).
- Het perfectioneren van de gebruikte techniek van bovenhands slaan of werpen, vooral tijdens de late cocking position. Het werp ABC (►H. 16) kan hiervoor gebruikt worden.
- Soms is het nodig de werptechniek of de bovenhandse slag (bijvoorbeeld bij volleybal) zodanig aan te passen, dat late cocking minder extreem optreedt. Dit is minder belastend voor het aangedane voorste kapsel, provoceert minder snel pijn, maar gaat wel ten koste van de prestatie van de sporter. Vooral de recreatieve sporter kan hier baat bij hebben (►H. 17).

12.4 Het 5P-systeem

In de actieve revalidatie van schouderklachten bij sporters wordt in de literatuur vaak het 5P-systeem gebruikt. De 5 P's staan voor specifieke schouderspieren, waarbij elke P-groep een eigen functie heeft. Hierbij staat de opbouw van schouderoefeningen van proximaal naar distaal centraal. De indeling is gebaseerd op een verdeling van de actieve structuren van de schouder in vier groepen [2]. Binnen de sport kan nog een vijfde groep worden toegevoegd, die gericht is op het trainen van de kinetische keten, die erg belangrijk is voor een goede sportprestatie.

In het actieve 5P-systeem staan krachtenkoppels centraal. Krachtenkoppels zijn spieren met een tegenovergestelde functie die door optimale timing en rekrutering elkaars krachten neutraliseren [1]. Krachtenkoppels in de schouder zorgen voor stabiliteit van de scapula en een goede centralisatie van het caput humeri.

Voorbeelden van krachtenkoppels zijn:
- mm. rhomboidei – m. serratus anterior, m. trapezius
- m. subscapularis – m. infraspinatus, m. teres minor
- rotatorcuff, m. biceps brachii – m. deltoideus

De indeling naar de 5 P's is als volgt:
1. Pivoters: scapulafixatoren; spieren die verantwoordelijk zijn voor het pivoteren[1] van de scapula; het belangrijkste koppel is de m. trapezius en de m. serratus anterior. De revalidatie begint altijd in het vlak van de scapula en breidt zich later in de revalidatie uit. Er wordt begonnen met het trainen binnen 0–60°, waarna dit opgebouwd wordt naar 60–120° en vervolgens naar 120–180°.
2. Protectors: lokale spieren[2] die zorgen voor een maximale congruentie van de humeruskop in de fossa glenoidalis (m. subscapularis, m. infraspinatus, m. teres minor en m. biceps brachii caput longum). Belangrijke voorwaarden hierbij zijn dat er geen pijn aanwezig is, dat de artrogene mobiliteit voldoende is en dat de pivoters de scapula kunnen fixeren (de revalidatie verloopt van proximaal naar distaal).
3. Positioners: spieren die de humerus positioneren in de ruimte (m. deltoideus en m. supraspinatus).
4. Propellors: spieren met een grote momentarm. Deze spieren zijn vooral verantwoordelijk voor beweging (m. pectoralis major, m. latissimus dorsi en m. triceps brachii).
5. Preparators: spieren van de onderste extremiteit en romp. Deze spelen een belangrijke prestatiebepalende rol. Deze spieren hebben bij het voorbereiden van de sportprestatie een rol in de energietransfer, die vanuit de onderste extremiteit via de scapula naar de bovenste extremiteit plaatsvindt.

---

1 Pivoteren: een draaibeweging maken.
2 Lokale spieren: diepgelegen spieren die zich dichtbij het gewricht bevinden en daardoor het gewricht goed kunnen stabiliseren.

Principes van het 5P-systeem zijn geïntegreerd in het oefenprogramma van ▶H. 13.

Voldoende mobiliteit is een belangrijke voorwaarde voor een goed functionerend glenohumeraal gewricht. De artrogene mobiliteit van de schouder bepalen is bij sporters die een eenzijdige werp- of slagsport beoefenen soms lastig omdat er adaptatie plaatsvindt, waardoor de exorotatie van de voorkeurszijde toeneemt en de endorotatie juist vermindert als gevolg van de frequent uitgevoerde werpbeweging.

Rekoefeningen van het achterste kapsel worden echter pas geïntegreerd in het oefenprogramma wanneer er voldoende stabiliteit aanwezig is [3].

Mobiliteit

12.5 Nadere informatie

Nadere informatie en uitgebreidere casuïstiek over deze aandoening zijn te vinden in eerdere uitgaven van *Orthopedische Casuïstiek:*
- Onderzoek en behandeling van sportblessures van de schouder, ▶H. 4, 5 en 11.
- Onderzoek en behandeling van de schouder, ▶H. 4, 4a, b.

Literatuur

1. Riet R van, Verborgt O. Schouder en elleboog, chirurgie en postoperatieve revalidatie. Leuven/Den Haag: Acco; 2011.
2. Ophey M. Actieve schouderrevalidatie bij hobby- en prestatiegerichte sporters (deel 1). InFysio. 2010;7:4–7.
3. Karatsolis K, Athanasopoulos S. The role of exercise in the conservative treatment of the anterior shoulder dislocation. J Bodyw Mov Ther. 2006;10:211–9.

Oefenprogramma anterieure instabiliteit

Jacintha Otten

Samenvatting

Dit hoofdstuk toont een oefenprogramma ter behandeling van anterieure schouderinstabiliteit. De oefeningen worden ingedeeld in vijf groepen, ofwel de 5 P's: oefeningen voor de pivoters, protectors, positioners, propellors en preparators.

13.1 Pivoters – 110

13.2 Protectors – 113

13.3 Positioners – 115

13.4 Propellors/prime movers – 116

13.5 Preparators – 119

13.6 Rekoefeningen – 123

Het oefenprogramma voor anterieure instabiliteit kan ingedeeld worden in vier groepen en een extra groep die gericht is op het trainen van de gehele keten die betrokken is bij de sportspecifieke prestatie. Deze indeling naar de 5 P's is als volgt:
1. Pivoters: spieren die verantwoordelijk zijn voor het pivoteren van de scapula (scapulafixatoren): ◘fig. 13.1, 13.2, 13.3, 13.4 en 13.5.
2. Protectors: lokale spieren die een centraliserende invloed uitoefenen op het caput humeri: ◘fig. 13.6, 13.7, 13.8, 13.9, 13.10 en 13.11.
3. Positioners: spieren die de humerus positioneren in de ruimte: ◘fig. 13.12, 13.13, 13.14, 13.15 en 13.16.
4. Propellors: spieren met een grote dwarsdoorsnede die met hun origo en insertie ver van het glenohumerale gewricht vandaan liggen. Deze spieren zijn vooral verantwoordelijk voor beweging: ◘fig. 13.17, 13.18, 13.19, 13.20, 13.21, 13.22 en 13.23.
5. Preparators: ◘fig. 13.24, 13.25, 13.26, 13.27, 13.28 en 13.29.
6. Rekoefeningen voor het achterste schouderkapsel en voor de m. pectoralis minor: ◘fig. 13.30 en 13.31.

13.1 Pivoters

Zie ◘fig. 13.1, 13.2, 13.3, 13.4 en 13.5.

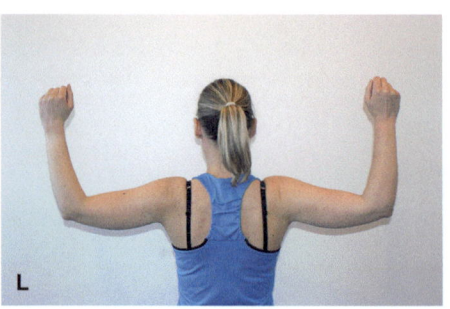 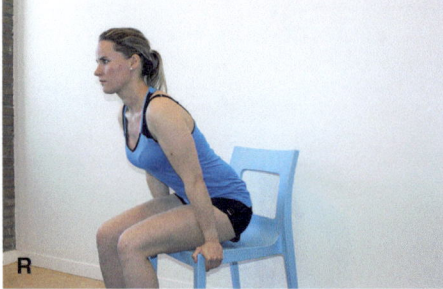

◘ **Figuur 13.1** **L** Elbow in the backpocket: ellebogen in 90° flexie en 90° abductie met de schouders volledig geëxoroteerd. Maak vervolgens een retractie- en depressiebeweging van de scapulae. **R** Press-up: zitten op een stoel met de armen naast het lichaam. Opduwen vanaf de stoel en langzaam weer terug zakken naar de beginpositie

13.1 · Pivoters

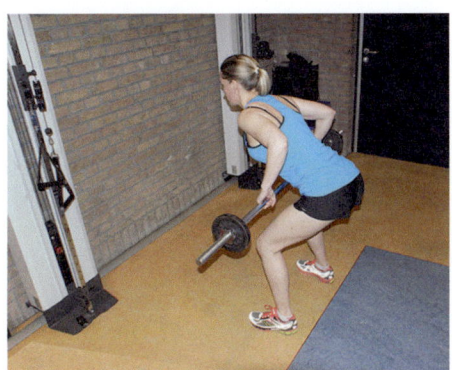

◘ **Figuur 13.2** Bend over barbell row: oefening voor de m. latissimus, schouder retractoren en m. trapezius. Staan met dumbells/stang. Beweeg deze vervolgens richting de navel met gebogen armen en laat langzaam weer terugzakken naar de beginpositie

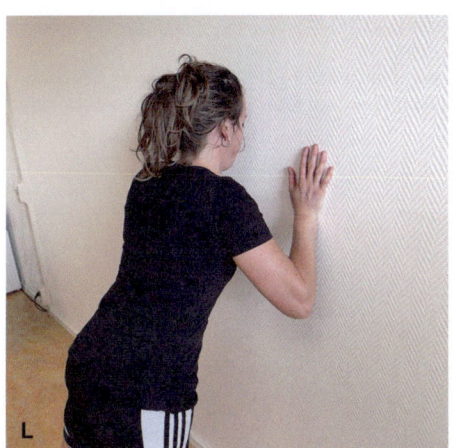 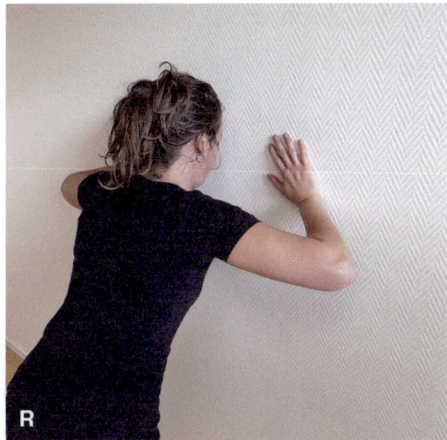

◘ **Figuur 13.3** **L** Wall push-ups in 45° anteflexie: staan tegen een muur met beide schouders in 45° anteflexie. Buig de ellebogen en houd het lichaam gestrekt. Kom weer terug in de beginpositie. Varieer eventueel met de afstand vanaf de muur, door verder weg te gaan staan, wordt de oefening zwaarder. **R** Wall push-ups in 90° anteflexie Dezelfde uitvoering als bij **L**, maar dan met de schouders in 90° anteflexie

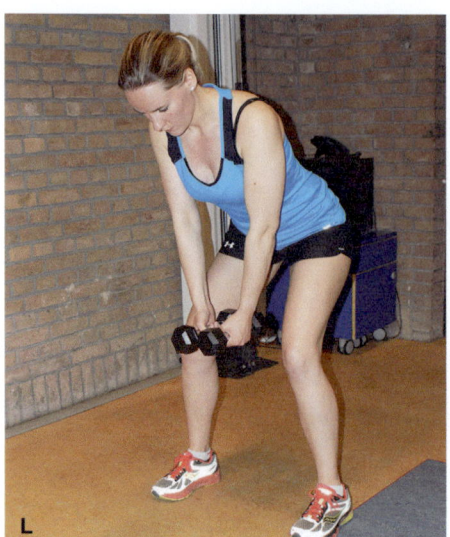 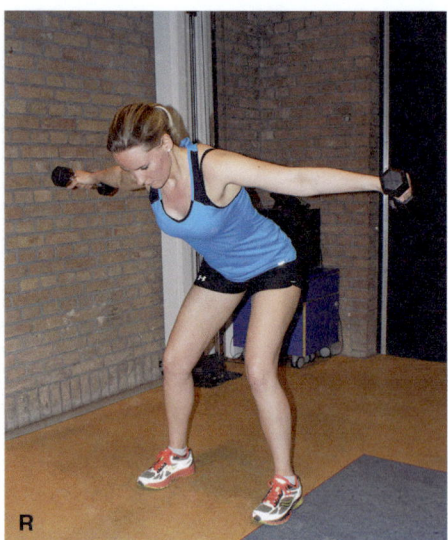

Figuur 13.4 L en R Flies: retractie met gestrekte armen. Staan met licht gebogen knieën en heupen met dumbells in beide handen. Til beide armen gestrekt op tot horizontaal. Laat vervolgens beide armen langzaam terug zakken naar de beginpositie

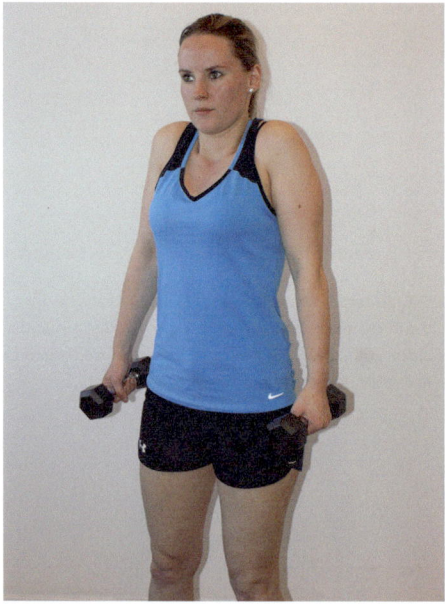

Figuur 13.5 Shrugs: staan met dumbells in beide handen. Trek beide schouders omhoog en laat ze rustig weer zakken

13.2 Protectors

Zie ◘fig. 13.6, 13.7, 13.8, 13.9, 13.10 en 13.11.

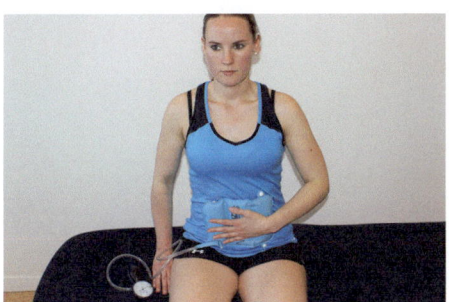

◘ **Figuur 13.6** Belly press: zitten op een bank/stoel. Houd met de aangedane arm een stabilizer pressure biofeedback unit tegen de buik. Begin met lichte druk op te bouwen en probeer dit te handhaven. Let er hierbij op dat de elleboog niet naar achteren zakt en bouw vervolgens de druk langzaam op

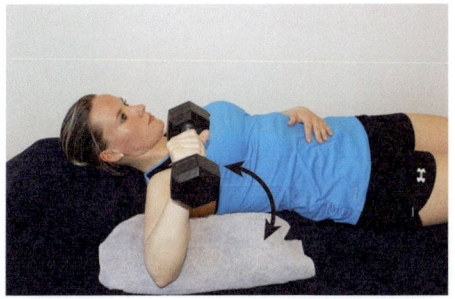

◘ **Figuur 13.7** Exorotatietraining met de schouder in 90° abductie met een dumbell

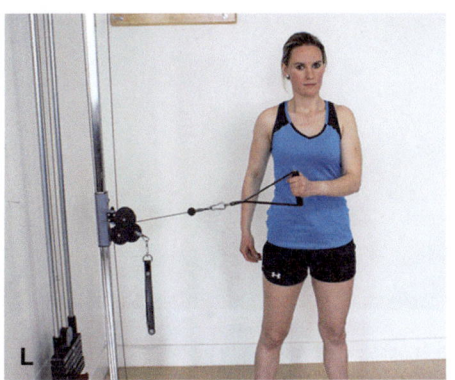
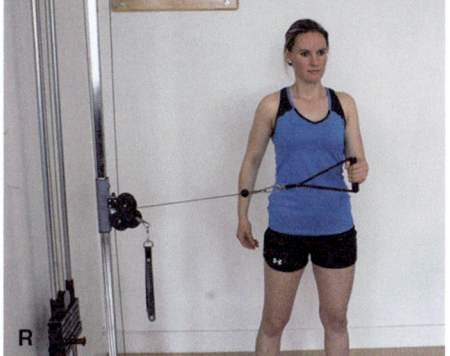

◘ **Figuur 13.8** L en R Exorotatietraining met de elleboog in 90° flexie bij de pulley. Deze oefening kan ook uitgevoerd worden met een theraband

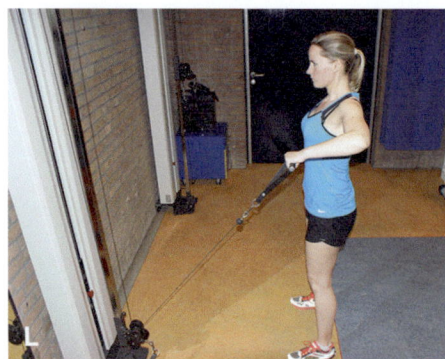 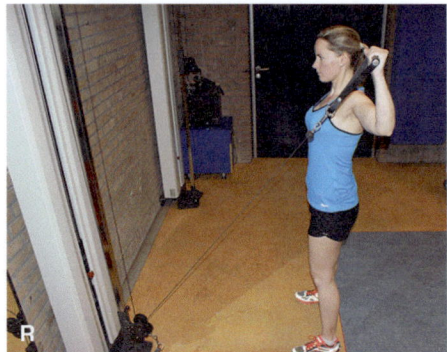

◘ **Figuur 13.9** L en R Exorotatieoefeningen met de schouder in 90° abductie bij de pulley

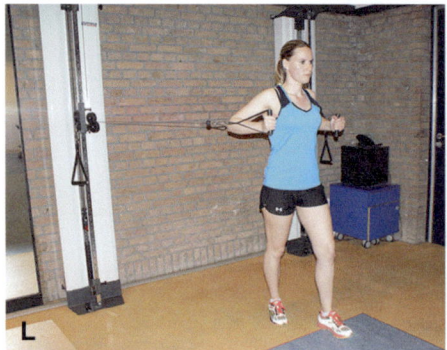 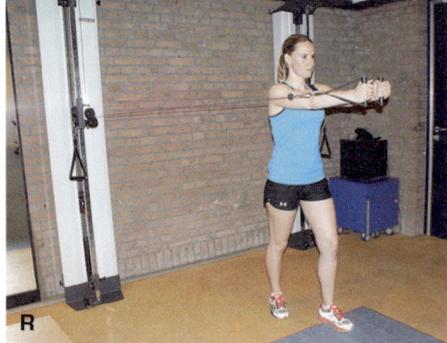

◘ **Figuur 13.10** L en R Dynamic hug training: staan bij 2 pulleys of een kinesis. Houd de handvatten met gelijke weerstand in beide handen vast. Maak een 'hug'-beweging: beweeg beide handen tegelijkertijd naar voren en zak vervolgens langzaam terug naar de beginpositie. Er kan gevarieerd worden met verschillende/ongelijke weerstand zodat het lichaam verschillende prikkels ontvangt en hierop in moet spelen

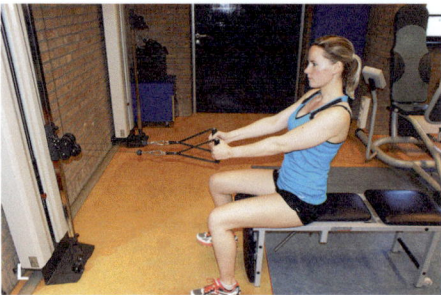 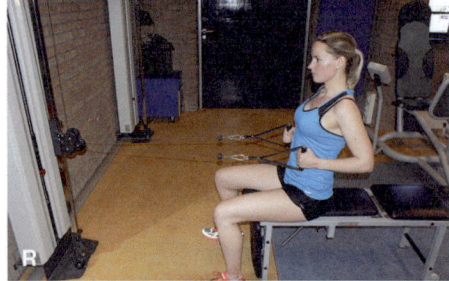

◘ **Figuur 13.11** L en R Cable row: zitten bij de pulley met gestrekte armen. Buig beide armen tegelijkertijd naar achteren en laat vervolgens weer langzaam terug zakken naar de beginpositie

13.3 Positioners

Zie ◘fig. 13.12, 13.13, 13.14, 13.15 en 13.16.

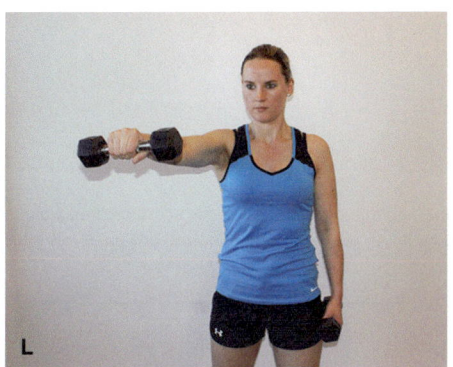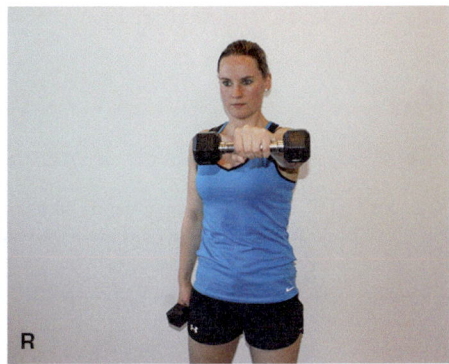

◘ **Figuur 13.12** **L en R** Front raise: vanuit neutrale positie met gestrekte armen en dumbells in beide handen een voor een de armen heffen tot 90° anteflexie. Vervolgens de dumbell weer langzaam laten zakken

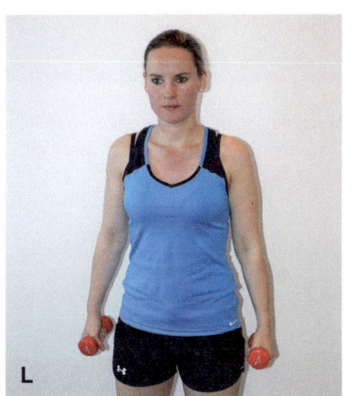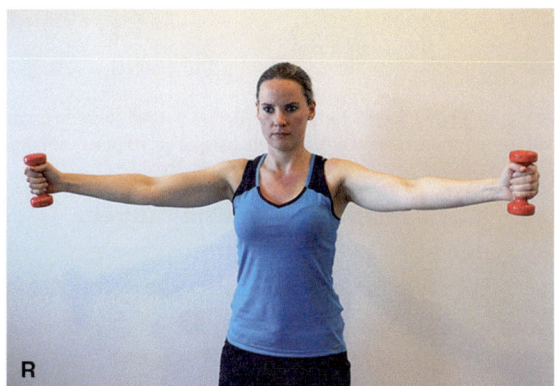

◘ **Figuur 13.13** **L en R** Scaption raise: vanuit neutrale positie met gestrekte armen en dumbells in beide handen de armen heffen tot 90° abductie in het scapulaire vlak (ongeveer 30° anteflexie). Vervolgens de dumbells weer langzaam laten zakken

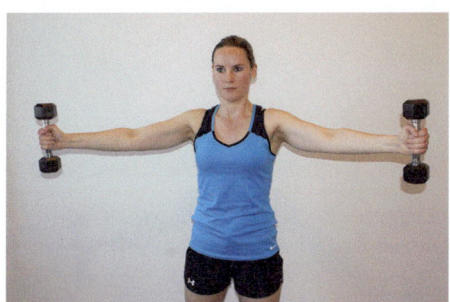

◘ **Figuur 13.14** Lateral raise: vanuit neutrale positie met gestrekte armen en dumbells in beide handen de armen heffen tot 90° abductie. Vervolgens de dumbells weer langzaam laten zakken. De scapulae moeten goed in retractie gehouden worden

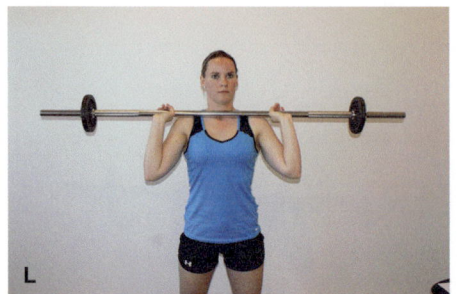 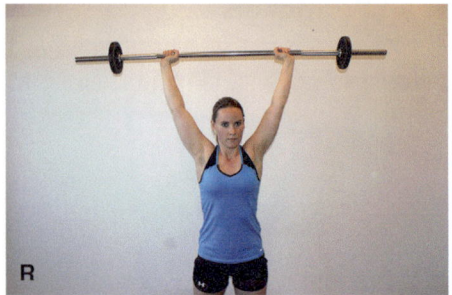

◘ **Figuur 13.15** L en R Push press: laat de barbell steunen op de voorzijde van beide schouders en trek de kin iets in (onderkin maken). Strek de barbell vervolgens volledig uit. Strek de nek hierbij iets naar voren uit

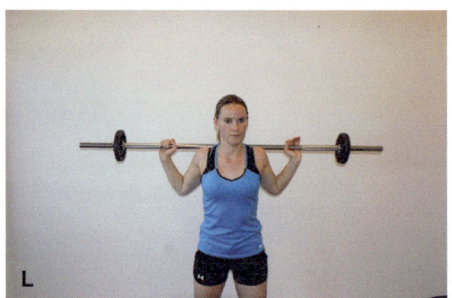 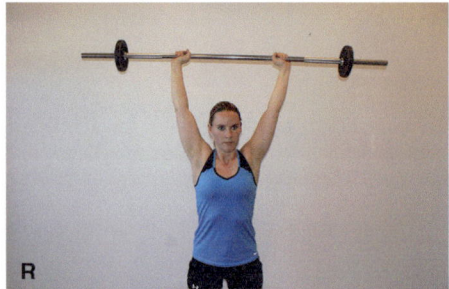

◘ **Figuur 13.16** L en R Neck press: laat de barbell steunen op de achterzijde van beide schouders en trek de kin iets in (onderkin maken). Strek de barbell vervolgens volledig uit. Strek de nek hierbij iets naar voren uit

13.4 Propellors/prime movers

Zie ◘fig. 13.17, 13.18, 13.19, 13.20, 13.21, 13.22 en 13.23.

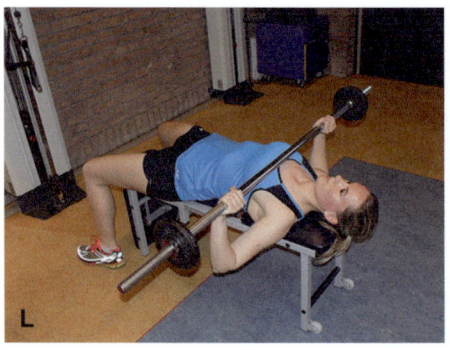 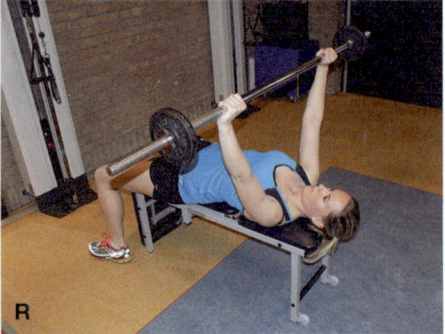

◘ **Figuur 13.17** L en R Bench press: houd de barbell vast op schouderbreedte. Laat de barbell rusten op borsthoogte en duw deze vervolgens omhoog. Laat de barbell weer langzaam naar beneden zakken. Varieer eventueel met de greepbreedte

13.4 · Propellors/prime movers

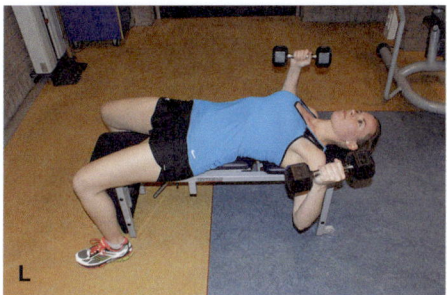 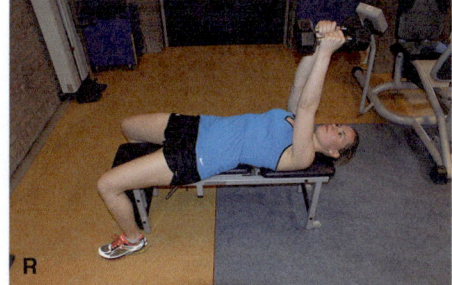

◘ **Figuur 13.18** **L en R** Flies: oefening voor de m. pectoralis major en m. triceps brachii. Uit te voeren met dumbells. Vanuit de beginpositie dumbells uitstrekken en weer langzaam laten zakken. Varieer hierbij met de wijdte van de ellebogen om verschillende accenten op de te belasten musculatuur te leggen

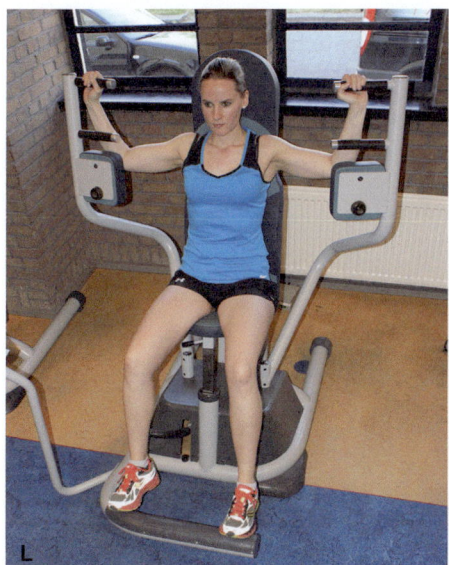 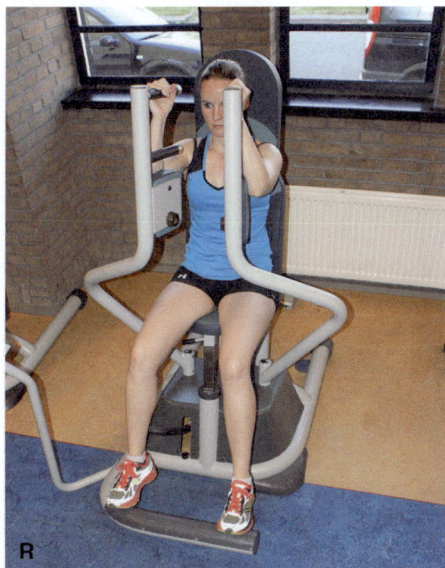

◘ **Figuur 13.19** **L en R** Peckdeck: zitten op de peckdeck met de ellebogen en schouders in ongeveer 90°. Beweeg beide onderarmen naar elkaar toe en ga weer rustig terug naar de beginpositie

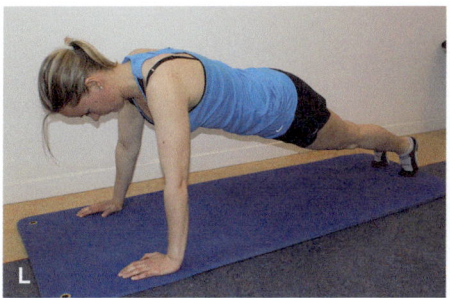 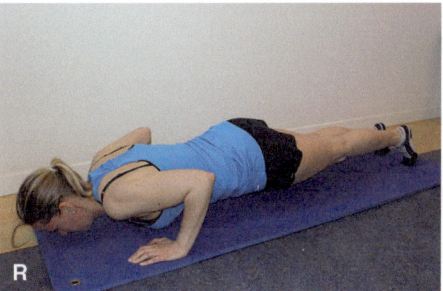

◘ **Figuur 13.20** **L en R** Push-up vanaf knieën- of tenenstand

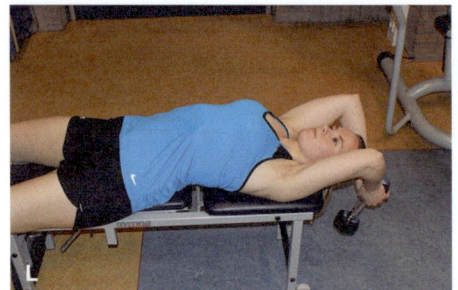 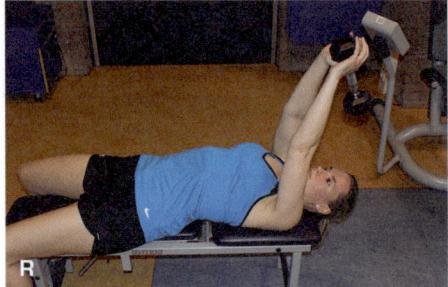

Figuur 13.21 L en R Pull-over in ruglig met dumbell: vanuit ruglig de dumbell met beide handen vasthouden en vervolgens de armen naar boven uitstrekken

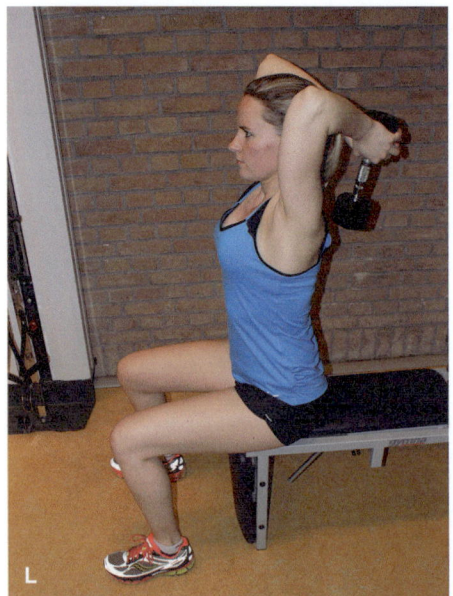 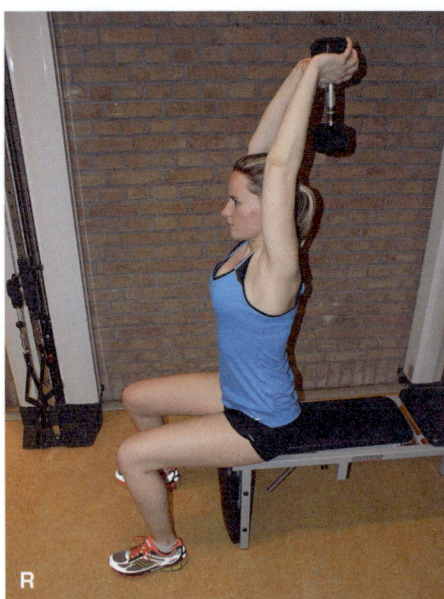

Figuur 13.22 L en R Pull-over in zit met dumbell, armen in 180° elevatie, ellebogen gebogen: beide handen houden de dumbell vast en vervolgens de armen naar boven uitstrekken

13.5 · Preparators

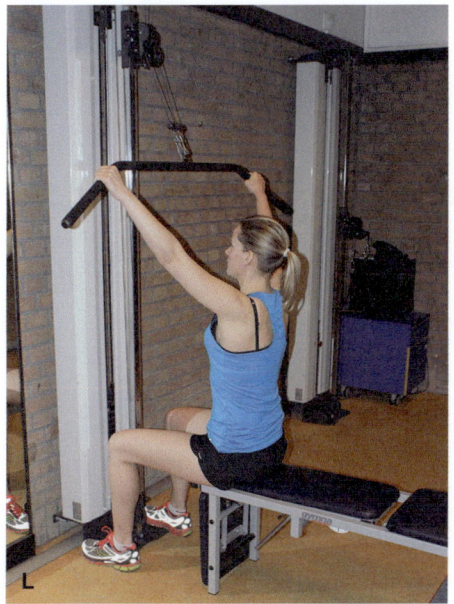 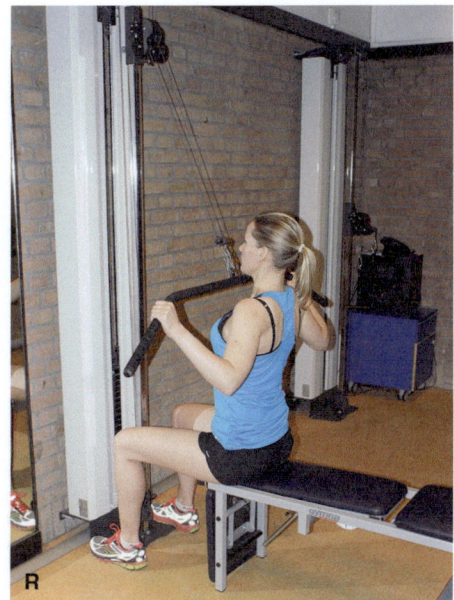

Figuur 13.23 L en R Lat pull-down: oefening voor de m. latissimus dorsi, m. biceps brachii en m. trapezius. Trek de stang richting de borst en laat langzaam weer terugzakken

13.5 Preparators

Zie fig. 13.24, 13.25, 13.26, 13.27, 13.28 en 13.29.

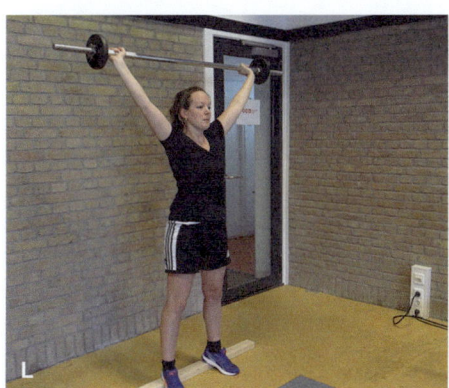 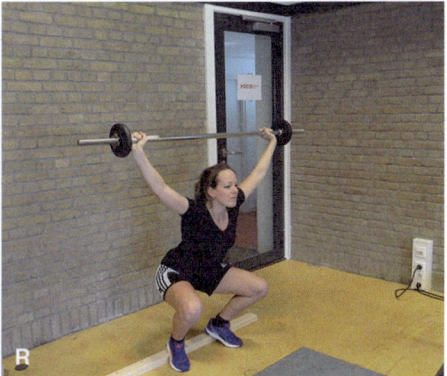

Figuur 13.24 L en R Overhead squat: pak de halter breed boven het hoofd vast met gestrekte armen. Maak een squat (kniebuiging) waarbij de armen gestrekt blijven en de halter stabiel boven het hoofd gehouden wordt

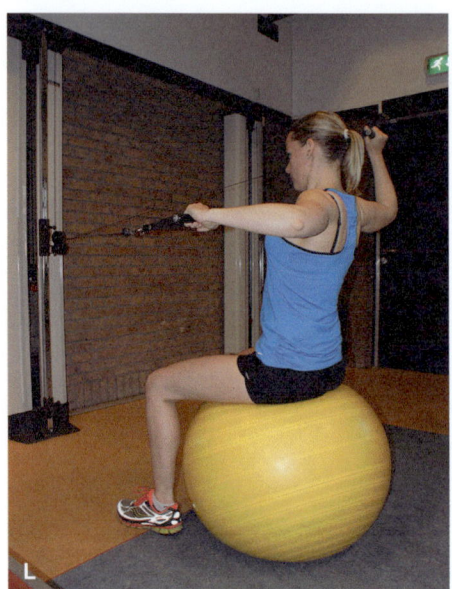 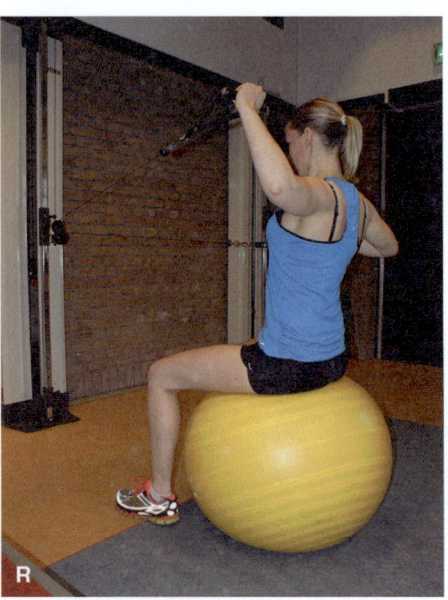

◘ **Figuur 13.25** **L en R** Alternerende exorotatie-endorotatie op Swiss ball: maak afwisselend met de armen een binnen- en buitenwaartse draaiing waarbij de bovenarmen op schouderhoogte gehouden worden en de romp stabiel blijft

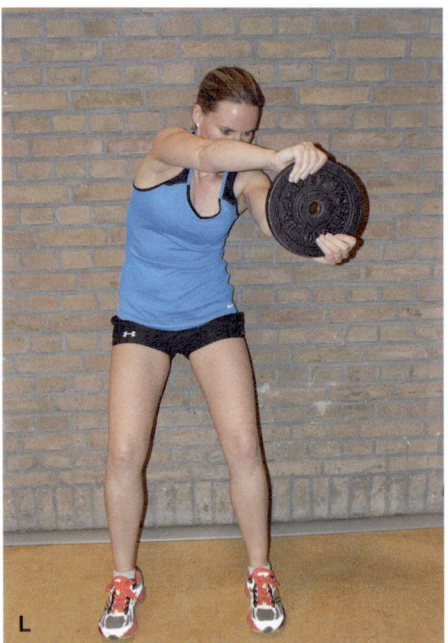 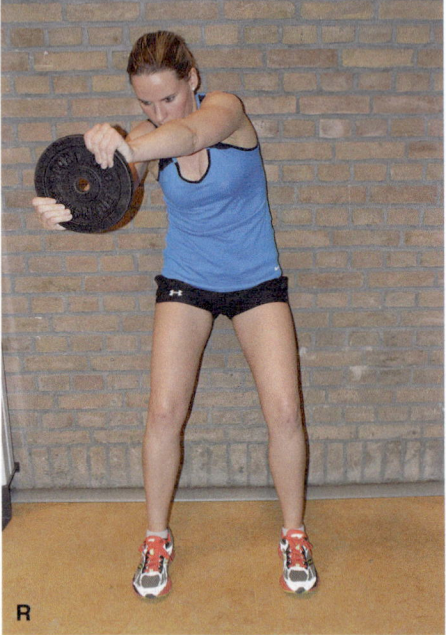

◘ **Figuur 13.26** **L en R** Core-training door middel van co-contracties met gewichtsschijf: maak de oefening zwaarder door de heupen verder te flecteren en de romp goed uit te strekken

13.5 · Preparators

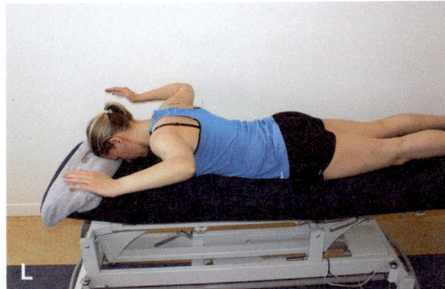 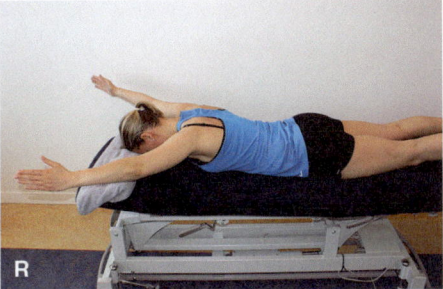

Figuur 13.27 L en R Back-extension, liggend op de buik: kom met het bovenlichaam omhoog van de bank en adem rustig door. Til om de oefening te verzwaren de voeten omhoog van de ondergrond. Varieer eventueel met de positie van de armen: van naast het lichaam voor de makkelijkste variatie, tot voor zich uitstrekken voor de zwaarste variant

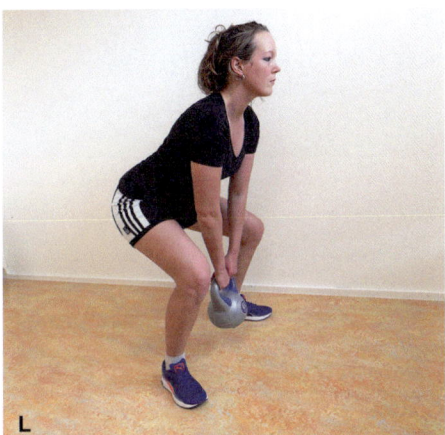 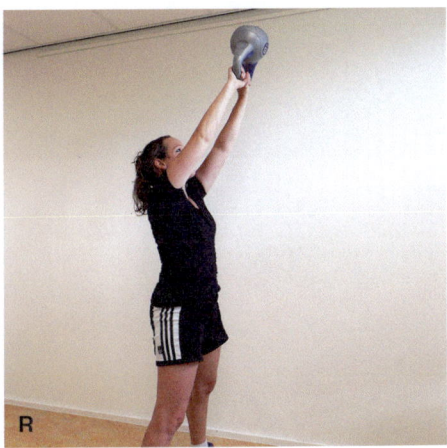

Figuur 13.28 L en R Kettlebell swing 2-armig: pak met twee handen de kettlebell vast en houd deze tussen beide benen in. Beweeg vanuit een squatpositie de kettlebell in een zwaaibeweging omhoog en vervolgens weer terug naar beneden. Veer hierbij telkens in door de benen en houd de rug recht

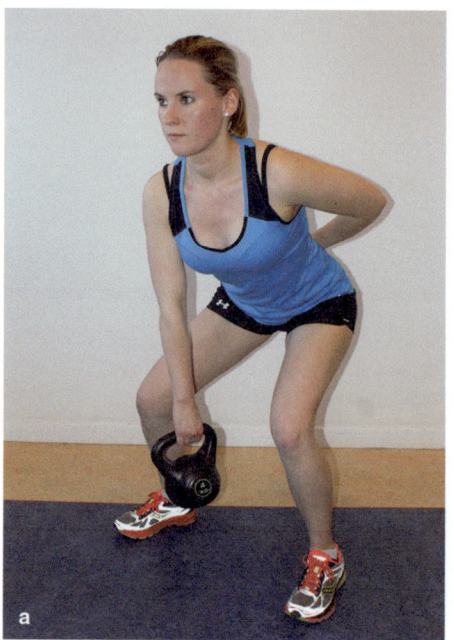
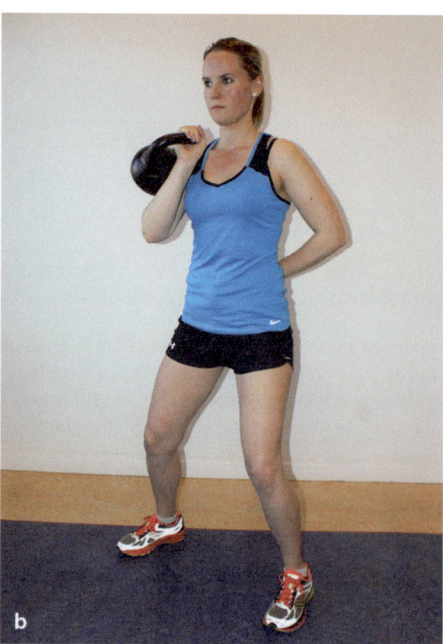
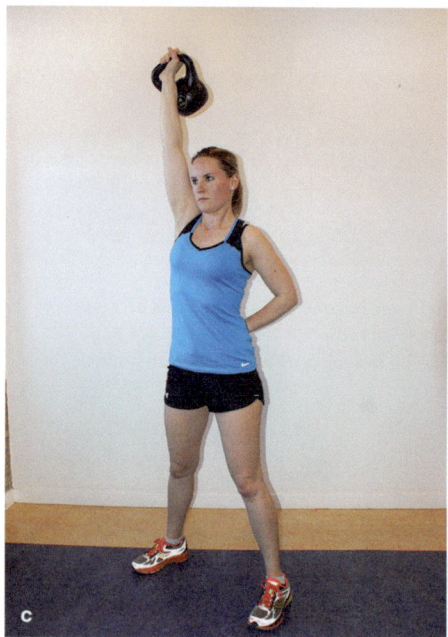

▫ **Figuur 13.29 a, b en c** Kettlebell clean and press: staan met gebogen knieën en heupen met een kettlebell in één hand. Houd hierbij de rug gestrekt en kijk naar voren. Maak een snelle pull-beweging omhoog en laat de kettlebell rusten op de schouder. Strek als laatste de kettlebell volledig uit omhoog. Maak hierbij je lichaam zo lang mogelijk. De oefening kan ook in één zwaaibeweging worden uitgevoerd zonder dat de kettlebell op de schouder rust

13.6 Rekoefeningen

Zie ◘fig. 13.30 en 13.31.

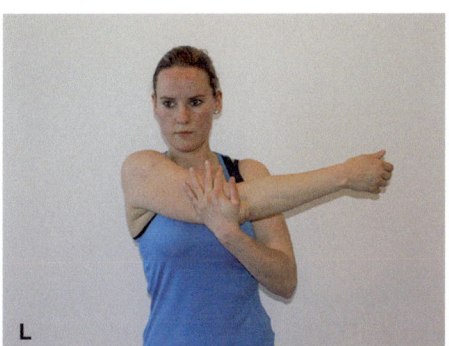
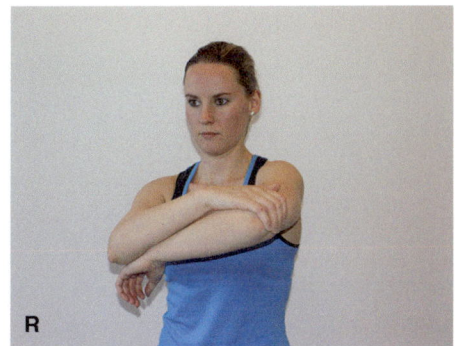

◘ **Figuur 13.30** **L** De cross body stretch: rekoefening voor de m. infraspinatus. Breng de gestrekte arm horizontaal langs het bovenlichaam en houd deze vast met de andere hand. **R** Een variatie hierop. Dit is eveneens een oefening om het achterste kapsel te rekken: pak de elleboog van de gebogen aangedane arm vast. Duw vervolgens met de elleboog van de niet-aangedane arm op de onderarm van de aangedane arm. Er mag vervolgens rek voelbaar zijn aan de achterzijde van de schouder. Houd deze positie even vast, de beweging mag geen pijn doen

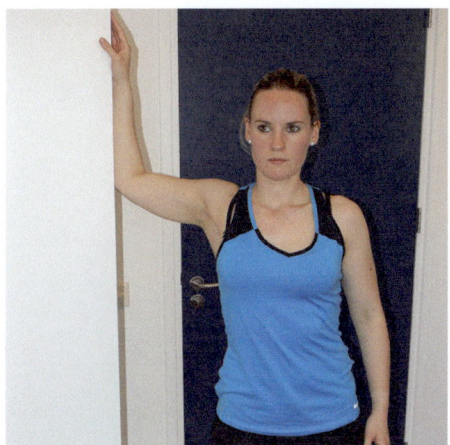

◘ **Figuur 13.31** Rekoefening van de m. pectoralis minor: staan in een deurpost met de schouder en elleboog in 90° flexie. Duw vervolgens het bovenlichaam iets naar buiten om de rek te versterken en houd deze positie even vast. Er mag geen pijn optreden

De werpschouder

Patty Joldersma

Samenvatting
Dit hoofdstuk gaat wat dieper in op de manier waarop een bovenhandse werpsporter met anterieure schouderinstabiliteit kan worden behandeld.

14.1   Inleiding – 126

14.2   De werpbeweging – 127

        Literatuur – 129

© Bohn Stafleu van Loghum, onderdeel van Springer Media B.V. 2018
K. van Nugteren, P. Joldersma en J. Otten (Red.), *Oefenprogramma's voor schouderaandoeningen*, Orthopedische Casuïstiek, DOI 10.1007/978-90-368-1924-4_14

14.1 Inleiding

Dit hoofdstuk kan gezien worden als een vervolg op ▶H. 12 over anterieure instabiliteit. Het behandelt de verdere opbouw van krachttraining speciaal voor de bovenhandse (wedstrijd)sporter. Bovenhandse sporters lopen een vrij groot risico op het ontwikkelen van schouderklachten. Dit komt omdat de schouder een zeer beweeglijk gewricht is dat tegelijkertijd goed gestabiliseerd moet worden door spieren. In geval van bovenhandse sporters moet er bovendien een grote mate van exorotatie mogelijk zijn om goede prestaties te kunnen leveren. Dit evenwicht tussen grote mobiliteit en functionele stabiliteit wordt ook wel de *throwers paradox* genoemd. Een verstoring van dit evenwicht kan leiden tot schouderklachten [1].

GIRD

Als gevolg van het veelvuldige werpen is er bij werpsporters veelal sprake van een afgenomen endorotatie en een toegenomen exorotatie aan de werpschouder in 90° abductie. De verminderde endorotatie wordt in de literatuur ook wel GIRD genoemd, wat staat voor glenohumeral internal rotation deficit. Men spreekt van GIRD bij een endorotatiebeperking van meer dan 20° tussen beide schouders. GIRD is het gevolg van laxiteit van de anterieure ligamenten en een verkorting van structuren aan de achterzijde van de schouder, zoals het dorsale kapsel en de achterste cuffspieren (m. infraspinatus, m. teres minor en m. supraspinatus). De vraag is echter of GIRD de schouderklachten veroorzaakt bij een bovenhandse werpsporter. In het algemeen wordt aangenomen dat de verruimde exorotatie een functionele aanpassing van de schouder aan de sport is en beschouwt men de afgenomen endorotatie als een ongewenste beperking die moet worden opgeheven. Als de therapeut vermoedt dat GIRD een rol speelt bij het ontstaan of in stand houden van de klachten van de werpsporter, is het verstandig de endorotatie te mobiliseren en te rekken. De sporter kan het dorsale gewrichtskapsel rekken met de cross body stretch (◘ fig. 14.1) en de sleeper stretch (◘ fig. 14.2).

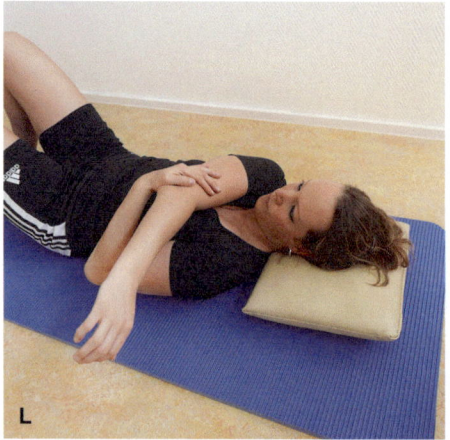 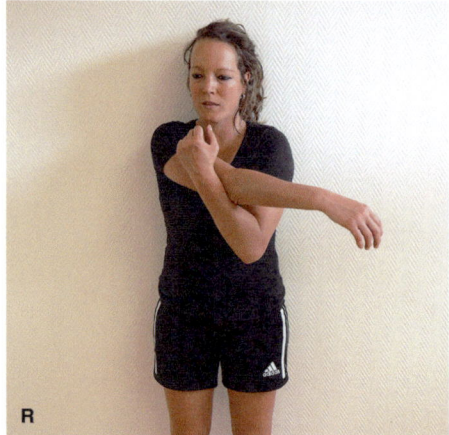

◘ **Figuur 14.1** L en R Cross body stretch in ruglig of stand. Bij de cross body stretch pakt de patiënt de bovenarm van de aangedane zijde vast en trekt deze richting borst. De scapula wordt gefixeerd door de ondergrond (in lig) of muur (in stand). Het rekgevoel hoort de patiënt aan de achterzijde van de schouder te voelen. Houd dit een aantal seconden vast

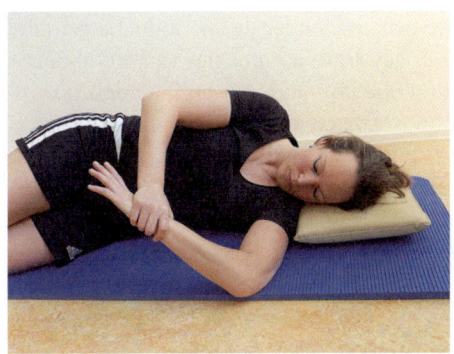

Figuur 14.2 Sleeper stretch. Bij de sleeper stretch ligt de patiënt in zijlig op de aangedane schouder. Met de aangedane arm in 90° abductie en de elleboog 90° gebogen duwt de patiënt met de hand van de andere arm de onderarm naar beneden (richting endorotatie). De scapula wordt gefixeerd door de ondergrond. Het rekgevoel hoort de patiënt te voelen aan de achterzijde van de schouder. Houd dit een aantal seconden vast

14.2 De werpbeweging

Bij een werpbeweging moet alles kloppen. Zodra er ergens in de keten een probleem zit, kan dit leiden tot een verminderde werpprestatie of tot schouderklachten. Werpbewegingen zijn namelijk openketenbewegingen waarbij spieren van proximaal naar distaal worden geactiveerd [2].

De inzet van de werpbeweging ontstaat vanuit de benen en romp. De bijdrage van deze lichaamsdelen bij een werpsporter mogen zeker niet worden onderschat: het blijkt dat benen en romp ongeveer de helft produceren van de werpenergie (51 %) en werpkracht (54 %) die geleverd worden bij het loslaten van de bal [1]. Daarom is het van belang de gehele werpketen te trainen. Dit gebeurt van proximaal naar distaal.

Benen en romp

Naast de benen en de romp spelen ook de scapulothoracale spieren een relevante rol gedurende de gehele bovenhandse werpbeweging. Ze zorgen voor zowel beweging als stabiliteit en dienen als stabiele basis voor de rotatorcuffspieren die hierop aanhechten. In ▶H. 13 staan oefeningen voor de scapulafixatoren beschreven.

Scapulothoracale spieren

Omdat er flinke snelheden bij het werpen worden ontwikkeld, dienen de rotatorcuffspieren zeer goed te kunnen samenwerken willen zij de humeruskop centraliseren in de kom (het glenoid). Om schouderklachten te voorkomen mag er nauwelijks translatie van de humeruskop plaatsvinden. Een te grote verplaatsing van de schouderkop kan surmenageklachten veroorzaken. Bij het trainen van de rotatorcuffspieren dient er dan ook te worden gestreefd naar een goede balans tussen de voorste en de achterste rotatorcuffspieren. Een goed samenspel tussen de exorotatoren (m. infraspinatus en m. teres minor en m. supraspinatus) enerzijds en de endorotatoren (m. subscapularis) anderzijds moet zorgen voor een stevige centralisatie van de humeruskop in de kom.

Rotatorcuffspieren

Men kan in het begin van de revalidatie het accent leggen op het versterken van een bepaalde rotatorcuffspier, maar uiteindelijk moeten al deze spieren zeer nauw met elkaar kunnen samenwerken. Verstandig is om dit krachtenkoppel in de revalidatie al snel te trainen.

De rotatorcuffspieren dienen in eerste instantie onder de 90° abductie getraind te worden. Later in de revalidatie wordt er gewerkt naar posities van 90° abductie en eventueel hoger, waarbij de late cocking fase (90° abductie en maximale exorotatie) centraal staat voor de werpsporter. In ▶H. 11 en 13 worden specifieke rotatorcuffoefeningen beschreven.

Globale schouderspieren

Als het de sporter lukt om de schouder goed te stabiliseren met behulp van de rotatorcuffspieren, kunnen er grovere armbewegingen worden gemaakt, waarbij naast de rotatorcuffspieren ook de globale schouderspieren moeten werken. In het revalidatieprogramma van de 5 P's worden dit ook wel de *positioners* en de *propellors* genoemd. Hierbij leren de centrerende (caudaliserende) cuffspieren en de cranialiserende globale schouderspieren samenwerken (zie ▶H. 13).

Snelkracht

Zodra de sporter in staat is de schouder te stabiliseren in alle mogelijke risicovolle posities, wordt de component snelheid toegevoegd. Een werper moet namelijk onder zeer hoge snelheid zijn/haar schouder stabiel kunnen houden. Dit betekent dat de oefeningen in een zo hoog mogelijk tempo uitgevoerd dienen te worden.

Prestretch

Lukt het de sporter bij het uitvoeren van snelle bewegingen de schouder goed te stabiliseren, dan zijn prestretchoefeningen de volgende stap; oefeningen waarbij een excentrische beweging direct wordt gevolgd door een concentrische contractie. Met een pulley of pullover kan heel mooi op kracht-coördinatiegebied aan de werpbeweging worden gewerkt met prestretchoefeningen. Hierbij speelt de therapeut een belangrijke rol. Deze moet er namelijk voor zorgen dat er plotselinge trekkrachten op de schouder in achterwaartse richting wordt gegeven door bijvoorbeeld een dumbell te laten vallen van een bepaalde hoogte (bij de dumbell-dropoefening) of door de kabel los te laten (bij de pulley), waarna de patiënt de schouder dient te stabiliseren in de late cocking position of daarna dient te versnellen met de arm in voorwaartse richting. Zie ▶H. 15 voor de uitvoering van deze oefeningen.

Werp ABC

Vervolgens wordt er getraind met de bal. Het zogeheten werp ABC kan gebruikt worden als een algemene vorm van werptraining voor de sporter. Hierin staat beschreven hoe werpoefeningen opgebouwd en gevarieerd kunnen worden. ▶Hoofdstuk 16 behandelt het werp ABC.

Sportspecifieke training

Zodra het werp ABC doorlopen is en de patiënt ondervindt hier geen schouderproblemen (meer) bij, is het tijd voor sportspecifieke werptraining. Hier houdt het werk voor de fysiotherapeut op en neemt de trainer het over. Zo wordt bij tennis bijvoorbeeld de service getraind, bij volleybal de smash en bij handbal een of meer handbalworpen. Dit alles gebeurt uiteindelijk in de training met tegenstander(s) die zorgen voor een balansverstoring, zoals blokken, ontwijken enzovoort. Alles komt in de sportspecifieke training bij elkaar.

Ketentraining

Tijdens het gehele revalidatieproces van een werpsporter wordt aandacht besteed aan ketentraining. Omdat de onderste extremiteit en romp zorgen voor de krachtoverdracht vanuit het onderlichaam naar de arm tijdens het werpen, is het van belang de schouderoefeningen te verbinden met been- en rompoefeningen [3]. Zo kunnen de schouderoefeningen bijvoorbeeld uitgevoerd worden in squatpositie, lungepositie, met indraai van de romp, op een zacht matje, balansstoel of Swiss ball om de gehele keten te trainen. Tevens worden oefeningen voor de benen en romp uitgevoerd waarbij de schouders statisch gestabiliseerd moeten worden, zoals de overhead squat (◘fig. 13.24).

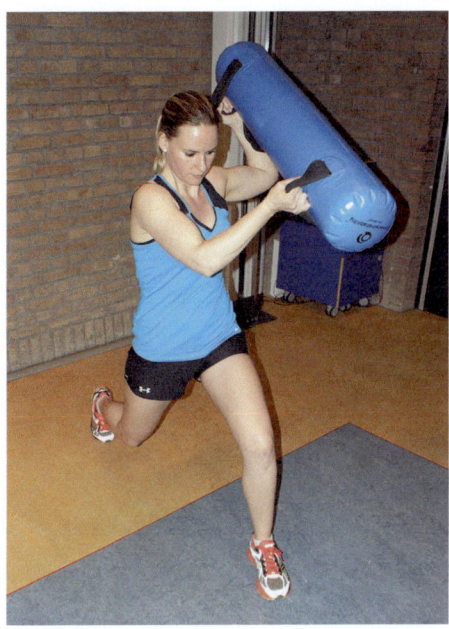

○ **Figuur 14.3** In de revalidatie van een werpsporter kan goed gebruik worden gemaakt van een aquabag, een soort plastic zak gevuld met water

Het belang van sterke en goed functionerende been-, heup- en rompspieren in de revalidatie bij een bovenhandse sporter kan niet sterk genoeg benadrukt worden [3]. De schouderoefeningen voor de werpsporter worden dan ook zoveel mogelijk in stand uitgevoerd, zodat de gehele keten wordt geactiveerd. Bij een staande uitvoering moeten benen en romp immers stabiel gehouden worden en dat is uiteindelijk nodig voor de werpbeweging.

In de revalidatie van een werpsporter kan goed gebruik worden gemaakt van een XCO, een buis gevuld met grit (○fig. 15.1), en/of een aquabag (○fig. 14.3), een soort plastic zak gevuld met water, om de schouder nog beter te leren stabiliseren. Dankzij de traagheid van het grit in de buis en het water in de aquabag bij het bewegen kunnen deze hulpmiddelen onverwachte krachten uitoefenen op het lichaam tijdens het oefenen. Met name bij de aquabag moet door de bewegingen van het water het hele lichaam constant werken om het instabiele water onder controle te houden.

Oefeningen met de XCO worden getoond in ▶H. 15.

XCO

Literatuur

1. Edelaar M, Bult H, Meijer L, Fritz B. Het werp ABC - Revalidatieoefeningen voor de bovenhandse sporter met schouderklachten. Sportgericht. 2015;69(3):31–5.
2. Ophey M. Actieve schouderrevalidatie bij hobby- en prestatiegerichte sporters (deel 1, 3 en 4). ▶https://www.nexus-physiotherapy.eu/wp-content/.../InFysio-Schouderrevalidatie.pdf.
3. Wilk KE, Arrigo CA, Hooks TR, Andrews JR. Rehabilitation of the overhead throwing athlete: there is more to it than just external rotation/internal rotation strengthening. PM&R. 2016;8 Suppl 3:S78–90.

Oefenprogramma voor de werpsporter

Patty Joldersma

Samenvatting

Dit hoofdstuk toont het oefenprogramma voor de bovenhandse werpsporter met anterieure schouderinstabiliteit.

15.1 Stabilisatieoefeningen met de XCO – 132

15.2 Pulley- en therabandoefeningen toewerkend naar de late cocking position – 133

15.3 Prestretch van de anterieure schouderstructuren in de late cocking position – 135

© Bohn Stafleu van Loghum, onderdeel van Springer Media B.V. 2018
K. van Nugteren, P. Joldersma en J. Otten (Red.), *Oefenprogramma's voor schouderaandoeningen*,
Orthopedische Casuïstiek, DOI 10.1007/978-90-368-1924-4_15

Dit hoofdstuk beschrijft een voorbeeldoefenprogramma speciaal voor de bovenhandse sporter met anterieure instabiliteitsklachten van de schouder. Het programma heeft een werpspecifieke opbouw en kan beschouwd worden als het vervolg op het oefenprogramma anterieure schouderinstabiliteit van ►H. 12.

Het programma bestaat uit de volgende onderdelen:
1. Stabilisatieoefeningen met de XCO: ◘fig. 15.1 en 15.2.
2. Pulley- en therabandoefeningen waarbij geleidelijk toegewerkt wordt naar de late cocking position: ◘fig. 15.3, 15.4, 15.5, 15.6 en 15.7.
3. Pulley- en dumbelloefeningen waarbij in de late cocking position een prestretch van de anterieure schouderstructuren plaatsvindt: ◘fig. 15.8, 15.9 en 15.10.

15.1 Stabilisatieoefeningen met de XCO

Zie ◘fig. 15.1 en 15.2.

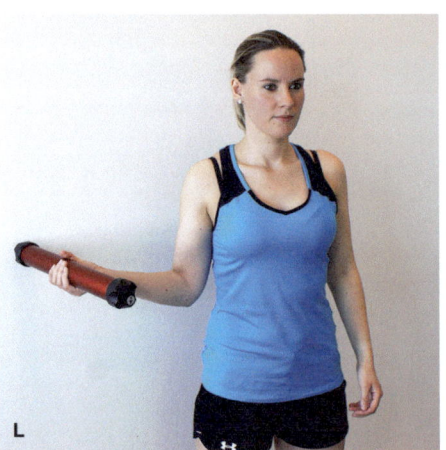 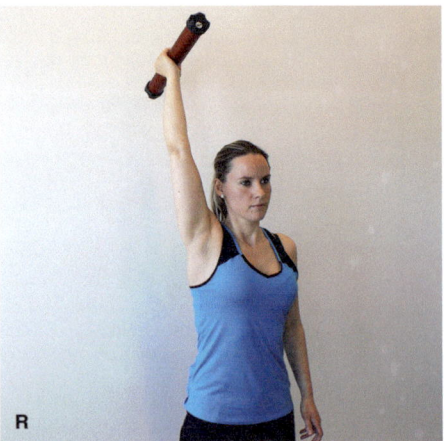

◘ **Figuur 15.1** L Maak korte, snelle bewegingen met de XCO in voor-achterwaartse richting waarbij de schouder zich in 0° abductie en de elleboog zich in 90° flexie bevindt. R Maak korte, snelle bewegingen met de XCO in voor-achterwaartse richting waarbij de arm zich in elevatie bevindt en de elleboog gestrekt is

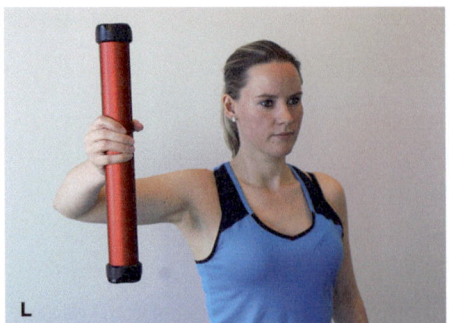 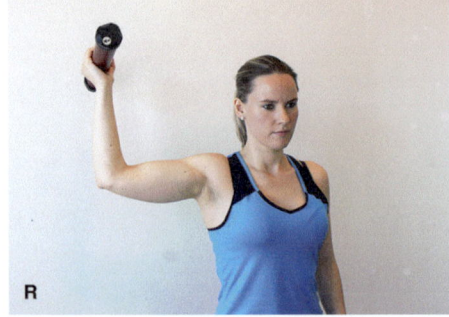

◘ **Figuur 15.2** L Maak korte, snelle bewegingen met de XCO in beneden-bovenwaartse richting waarbij de schouder zich in 90° abductie en de elleboog zich in 90° flexie bevindt. R Maak korte, snelle bewegingen met de XCO in voor-achterwaartse richting met de arm in de late cocking position (90° abductie met maximale exorotatie)

15.2 Pulley- en therabandoefeningen toewerkend naar de late cocking position

Zie ◘ fig. 15.3, 15.4, 15.5, 15.6 en 15.7.

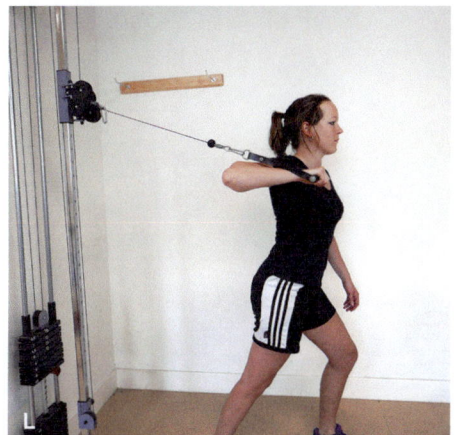
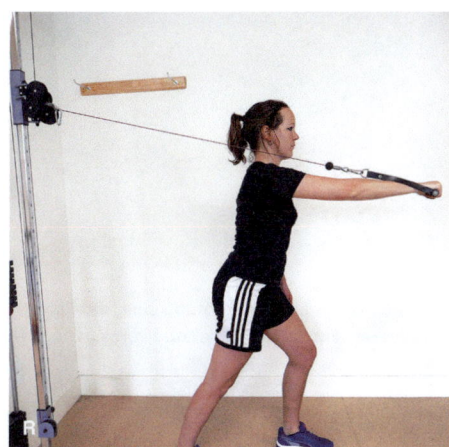

◘ **Figuur 15.3** **L en R** Pulley press: maak een duwbeweging met de arm in voorwaartse richting waarbij de elleboog achter de pols blijft en de romp stabiel gehouden wordt. Breng de arm vervolgens terug

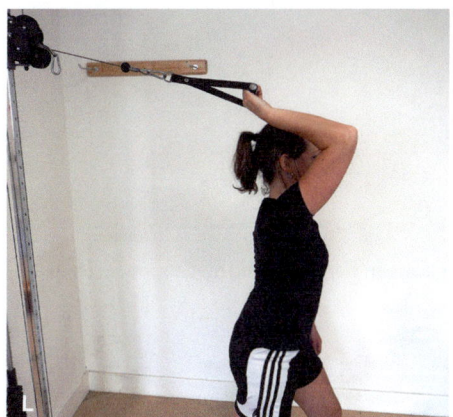
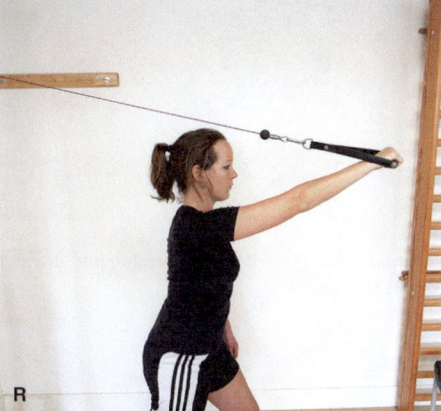

◘ **Figuur 15.4** **L en R** Triceps extension met pulley: strek de arm vanuit de elleboog waarbij de bovenarm zoveel mogelijk op dezelfde plek gehouden wordt. Buig de arm vervolgens weer

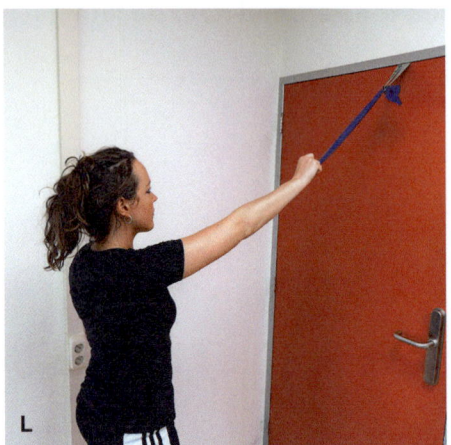
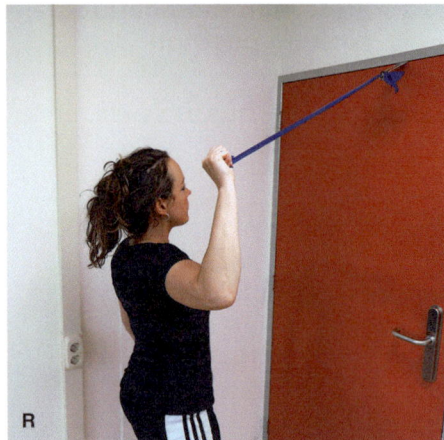

◘ **Figuur 15.5** **L en R** Exorotatie: buig de elleboog terwijl je een exorotatieretractie van de schouder maakt. Strek de elleboog vervolgens weer

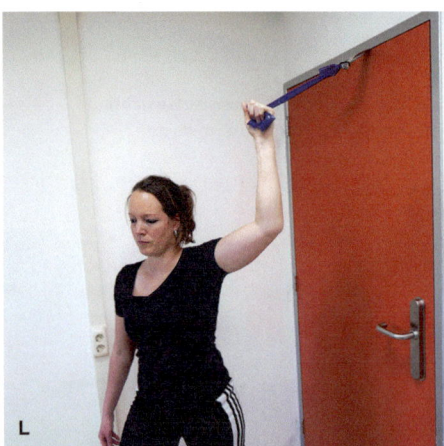
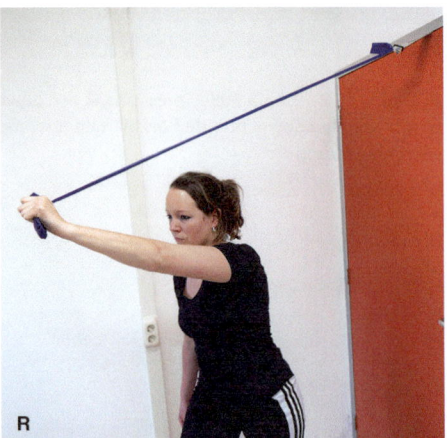

◘ **Figuur 15.6** **L en R** Werpbeweging met theraband: maak een werpbeweging met de arm met behulp van de theraband

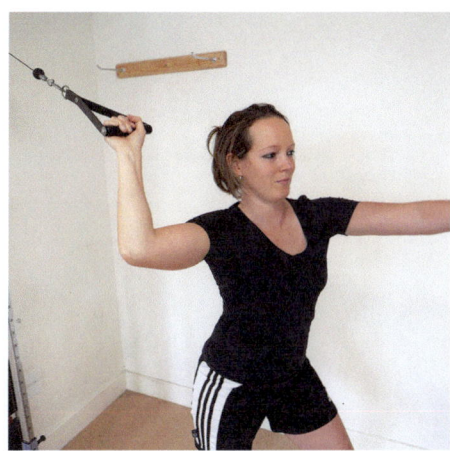

Figuur 15.7 Werpbeweging met pulley: maak een werpbeweging met de arm met behulp van de pulley

15.3 Prestretch van de anterieure schouderstructuren in de late cocking position

Zie fig. 15.8, 15.9 en 15.10.
De dumbell-dropoefening kan als volgt opgebouwd worden:
- De oefening kan in eerste instantie op een bankje en later op een Swiss ball worden uitgevoerd.
- Met de arm in een veilige positie (in minder elevatie) naar de arm in een minder veilige eindstandige positie.
- De snelheid verhogen door het gewicht hoger boven de hand van de patiënt te houden.
- Net als bij de pulley-werpoefening (fig. 15.9) kan deze oefening ook vervolgd worden met een versnelling van de arm in voorwaartse richting.
- Het gewicht van de dumbell verlagen waardoor er nog meer snelheid in voorwaartse richting gemaakt kan worden.

Bij zowel de pulley- als de pulloveroefening moet de patiënt heel snel de beweging leren te stabiliseren vanuit een ontspannen positie zonder in het schoudergewicht te 'hangen'.

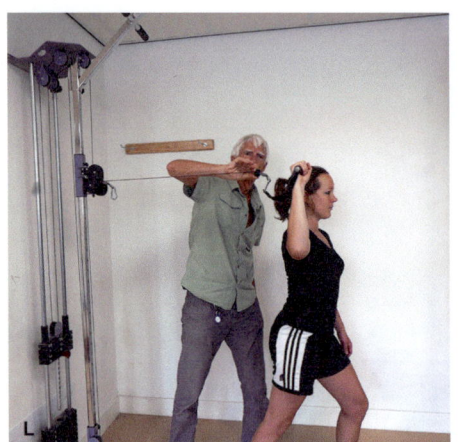 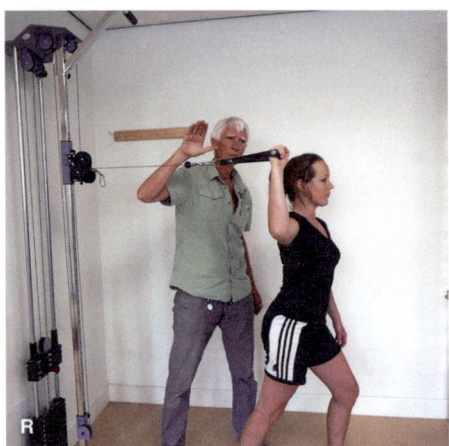

Figuur 15.8 **L en R** Werpbeweging pulley prestretch: de patiënt staat met de arm in de late cocking position. De therapeut haalt de spanning van de kabel af door deze iets naar voren te trekken. Op enig moment laat de therapeut de kabel los en de patiënt dient de schouder in dezelfde positie te stabiliseren zonder dat enige terugslag van de arm in achterwaartse richting plaatsvindt. Hoe verder naar voren getrokken wordt, des te meer de patiënt in de schouder moet stabiliseren. Bouw dit rustig op!

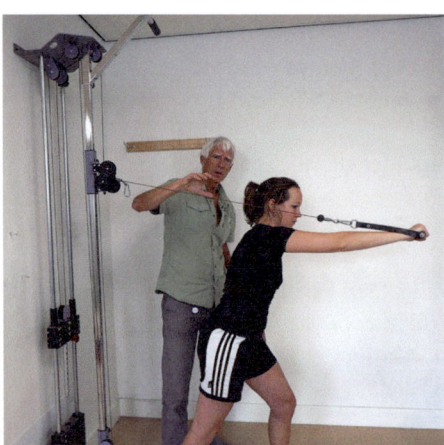

Figuur 15.9 De therapeut laat op enig moment de kabel los en de patiënt dient de plotselinge trek in achterwaartse richting op te vangen met de schouder en direct om te zetten in een versnelling van de arm in voorwaartse richting. Door het gewicht van de pulley te verlagen kan er meer snelheid gemaakt worden

15.3 · Prestretch van de anterieure schouderstructuren in de late …

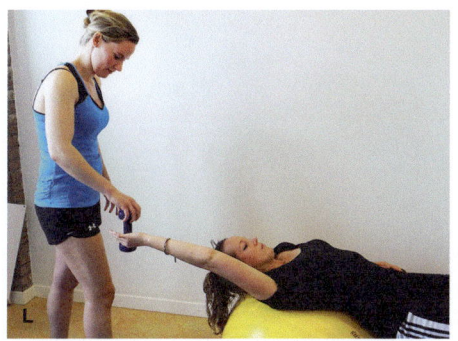 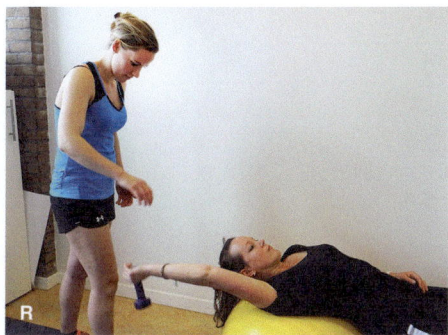

Figuur 15.10 **L** en **R** Dumbell drop: voordat met deze oefening begonnen wordt, dient de patiënt eerst de 1-armige pull-over, ook op snelheid, met een stabiele schouder te kunnen uitvoeren. De patiënt houdt de arm actief stabiel in de positie waarin geworpen wordt. De therapeut staat erbij met de dumbell in de hand en laat deze plots 'vallen'. De patiënt vangt de dumbell en dient de schouder in dezelfde positie te stabiliseren zonder dat enige terugslag (invering) van de arm plaatsvindt. De beweging mag niet worden opgevangen in de elleboog (flexie)

Het werp ABC

Patty Joldersma

Samenvatting

Dit hoofdstuk toont werpoefeningen waarbij langzaam toegewerkt wordt naar de eenhandige worp met de schouder in late cocking position.

16.1 Inleiding – 140

16.2 Opbouw – 140

16.3 Variaties – 140

16.4 Het werp ABC: oefeningen – 141
16.4.1 Onderhandse tweehandige worp – 141
16.4.2 Tweehandige worp op borsthoogte – 143
16.4.3 Bovenhandse tweehandige symmetrische worp – 144
16.4.4 Bovenhandse tweehandige worp met uitvalspas – 145
16.4.5 Tweehandige sprongworp – 145
16.4.6 Bovenhandse asymmetrische tweehandige worp – 146
16.4.7 Onderhandse asymmetrische eenhandige worp – 146
16.4.8 Bovenhandse asymmetrische eenhandige worp – 147
16.4.9 Bovenhandse asymmetrische eenhandige sprongworp – 148

Literatuur – 148

© Bohn Stafleu van Loghum, onderdeel van Springer Media B.V. 2018
K. van Nugteren, P. Joldersma en J. Otten (Red.), *Oefenprogramma's voor schouderaandoeningen*,
Orthopedische Casuïstiek, DOI 10.1007/978-90-368-1924-4_16

16.1 Inleiding

In dit hoofdstuk worden werpoefeningen getoond waarbij langzaam toegewerkt wordt naar de eenhandige worp met late cocking position.

Bij de eenhandige worp dient men altijd aandacht te besteden aan de volgende punten:
- Een goede worp dient boven het hoofd uitgevoerd te worden, niet ernaast.
- De romp dient steeds goed ingedraaid te worden.
- De schoudergordel moet in de eerste fase van de worp goed in retractie worden gebracht.

16.2 Opbouw

De werpoefeningen kunnen op verschillende manieren worden verzwaard:
- van tweehandig naar eenhandig;
- van onderhands naar bovenhands, met als eindpositie de late cocking position, die in veel sporten gevraagd wordt;
- van langzame (worp met boogje) naar snelle (strakke) worp;
- van korte naar lange werpafstand;
- van zwaar (medicinbal) naar licht (bal) werpmateriaal (toename factor snelheid);
- van cyclisch naar acyclisch;
- van statische naar dynamische uitgangspositie;
- van zonder naar met aanloop, indien nodig voor de desbetreffende sport;
- van zonder naar met sprong, indien nodig voor de desbetreffende sport;
- van zonder naar met sprintje na de werpbeweging, indien nodig voor de desbetreffende sport;
- van zonder naar met commando.

16.3 Variaties

Er kan op diverse manieren gevarieerd worden:
- zonder of met romprotatie in geval van de tweehandige worp. Bij de eenhandige worp wordt altijd gelet op een goede romprotatie;
- zonder of met uitvalspas;
- zonder of met plyometrie.

16.4 Het werp ABC: oefeningen

Het oefenprogramma uit het werp ABC bestaat uit de volgende onderdelen[1]:
1. Onderhandse tweehandige worp: ◻fig. 16.1, 16.2 en 16.3.
2. Tweehandige worp op borsthoogte: ◻fig. 16.4 en 16.5.
3. Bovenhandse tweehandige symmetrische worp: ◻fig. 16.6 en 16.7.
4. Bovenhandse symmetrische tweehandige worp met uitvalspas: ◻fig. 16.8.
5. Tweehandige sprongworp: ◻fig. 16.9.
6. Bovenhandse asymmetrische tweehandige worp: ◻fig. 16.10.
7. Onderhandse asymmetrische eenhandige worp: ◻fig. 16.11.
8. Bovenhandse asymmetrische eenhandige worp vanuit de elleboog: ◻fig. 16.12.
9. Bovenhandse asymmetrische eenhandige worp vanuit de schouder en romp: ◻fig. 16.13.
10. Bovenhandse symmetrische eenhandige sprongworp: ◻fig. 16.14.

16.4.1 Onderhandse tweehandige worp

Zie ◻fig. 16.1, 16.2 en 16.3.

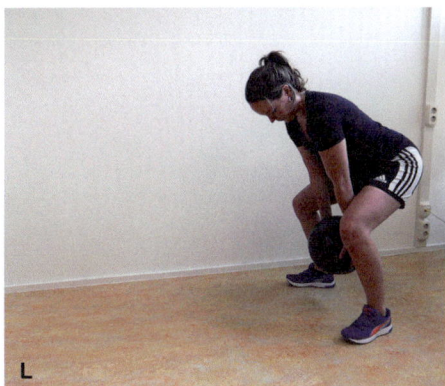 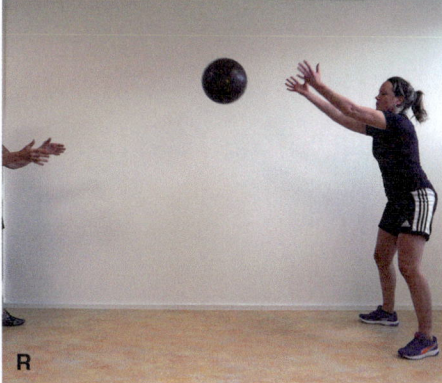

◻ **Figuur 16.1** **L en R** Onderhandse symmetrische tweehandige worp voorwaarts

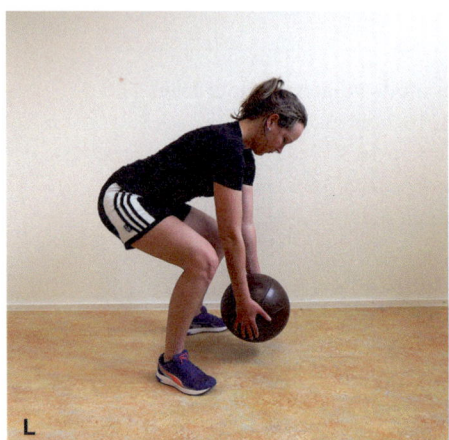
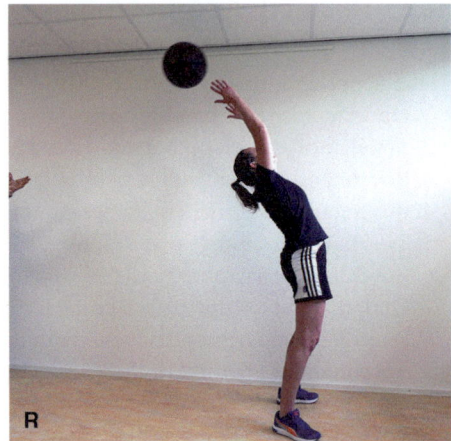

Figuur 16.2 **L** en **R** Onderhandse symmetrische tweehandige worp achterwaarts

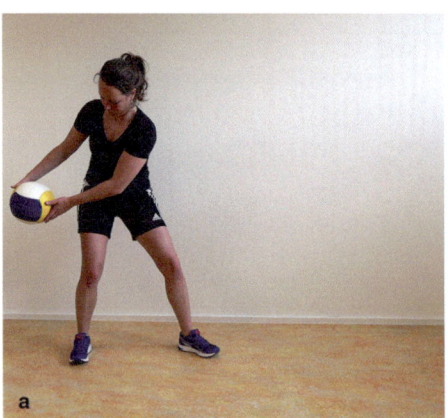
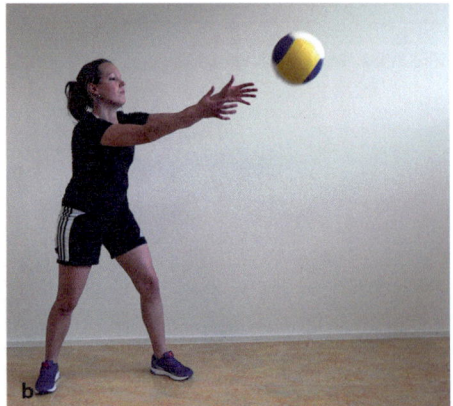
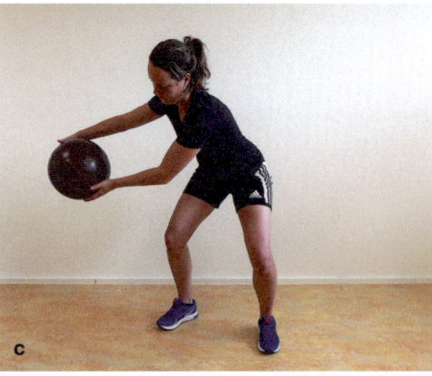

Figuur 16.3 **a** en **b** Onderhandse symmetrische tweehandige worp zijwaarts. **c** Onderhandse symmetrische tweehandige worp zijwaarts met zwaardere medicinbal

16.4.2 Tweehandige worp op borsthoogte

Zie ◘fig. 16.4 en 16.5.

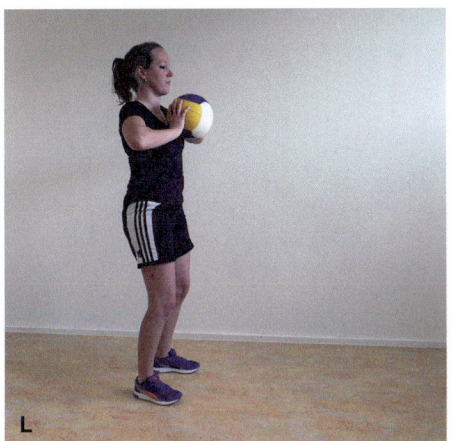
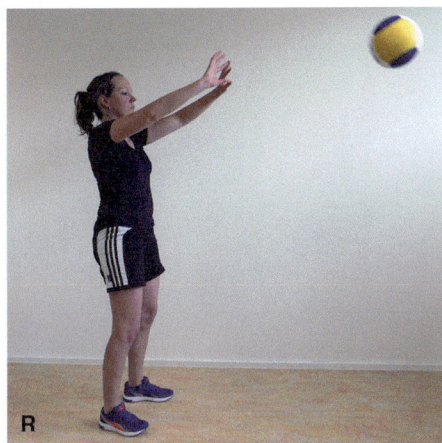

◘ **Figuur 16.4** **L en R** Symmetrische tweehandige worp op borsthoogte

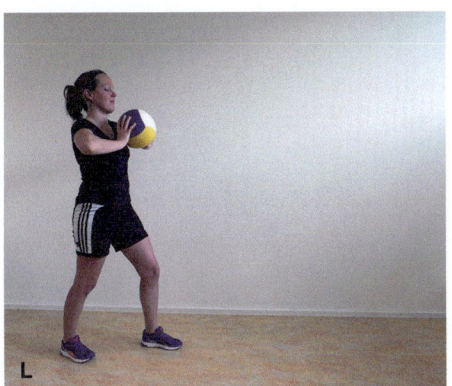
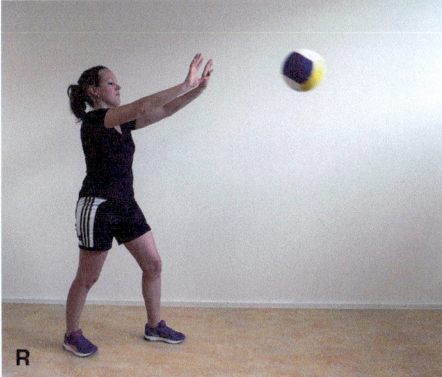

◘ **Figuur 16.5** **L en R** Asymmetrische (vanuit de onderste extremiteit) tweehandige worp op borsthoogte

16.4.3 Bovenhandse tweehandige symmetrische worp

Zie fig. 16.6 en 16.7.

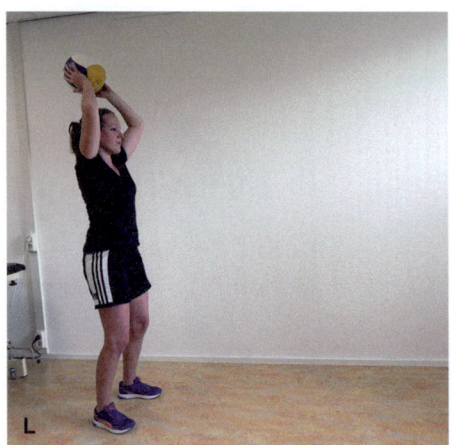 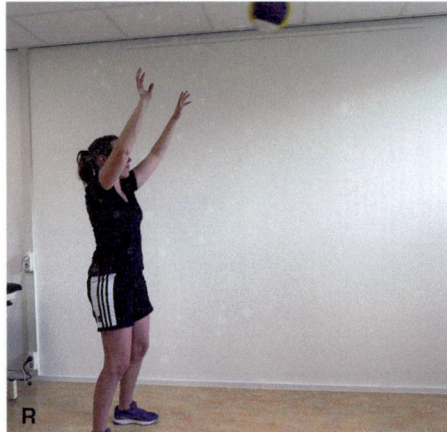

Figuur 16.6 L en R Bovenhandse symmetrische tweehandige worp

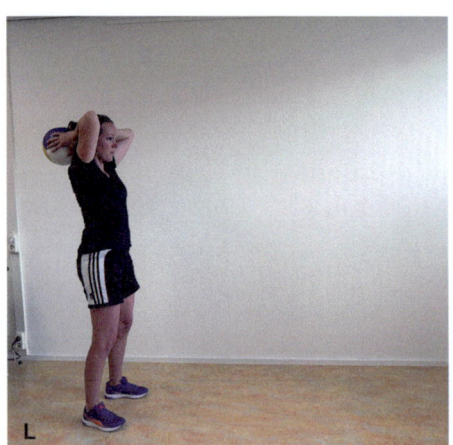 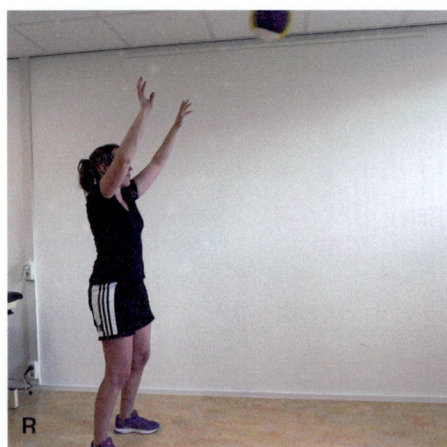

Figuur 16.7 L en R Bovenhandse symmetrische tweehandige worp (ingooi voetbal)

16.4.4 Bovenhandse tweehandige worp met uitvalspas

Zie ◘ fig. 16.8.

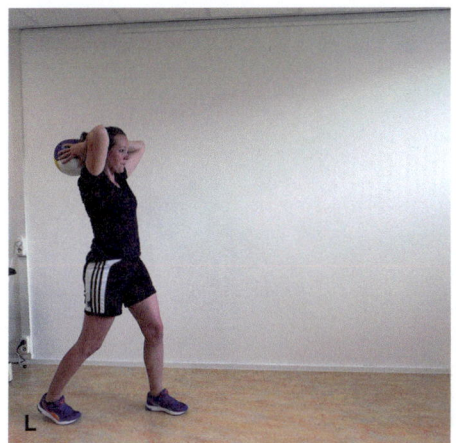
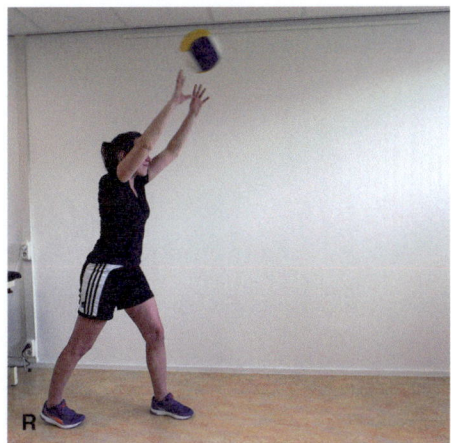

◘ **Figuur 16.8**   L en R Bovenhandse tweehandige worp met uitstappen

16.4.5 Tweehandige sprongworp

Zie ◘ fig. 16.9.

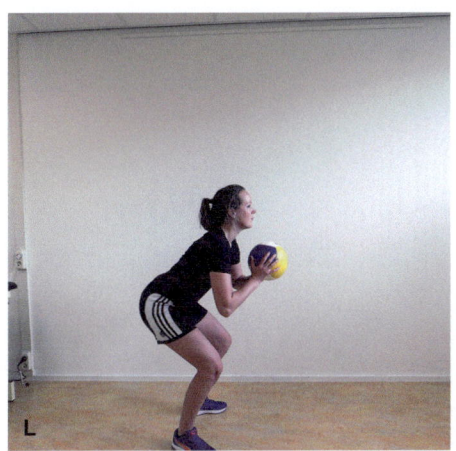
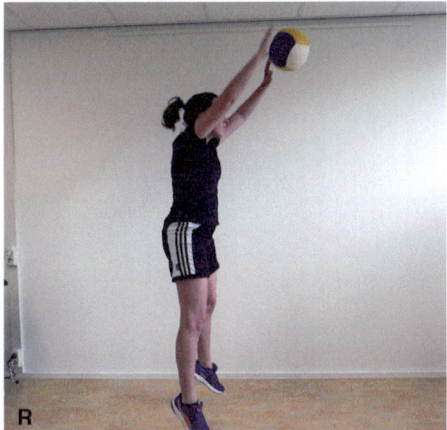

◘ **Figuur 16.9**   L en R Tweehandige sprongworp vanaf borsthoogte

16.4.6 Bovenhandse asymmetrische tweehandige worp

Zie ▶ fig. 16.10.

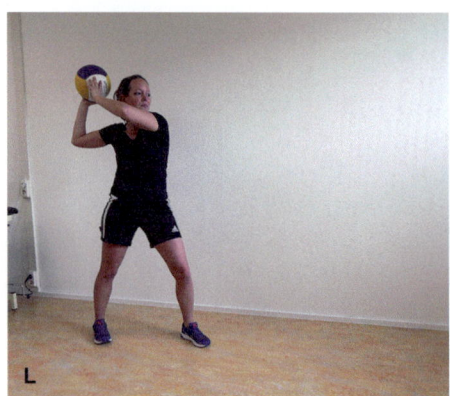
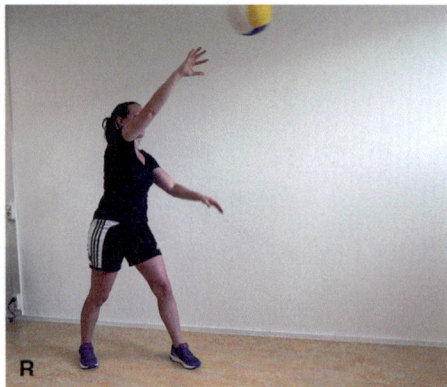

▶ **Figuur 16.10**   L en R Bovenhandse asymmetrische tweehandige worp

16.4.7 Onderhandse asymmetrische eenhandige worp

Zie ▶ fig. 16.11.

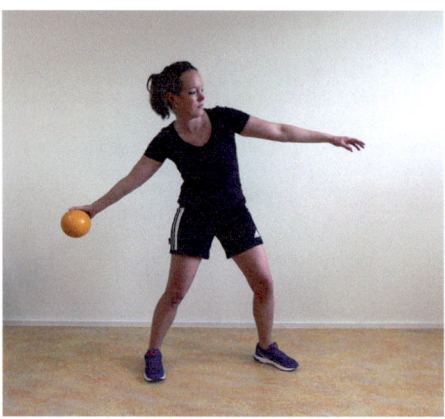

▶ **Figuur 16.11**   Onderhandse asymmetrische eenhandige worp

16.4.8 Bovenhandse asymmetrische eenhandige worp

Zie ◘ fig. 16.12 en 16.13.

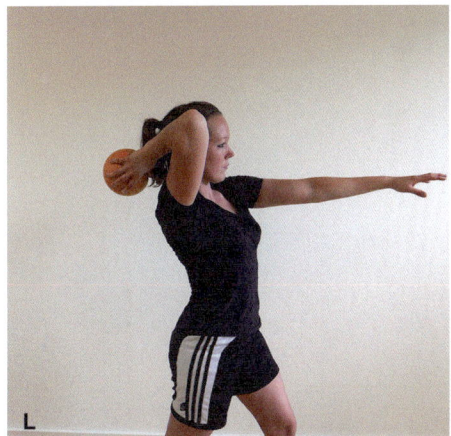 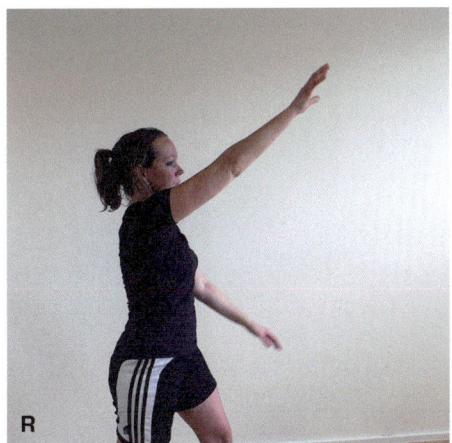

◘ **Figuur 16.12** **L en R** Bovenhandse asymmetrische eenhandige worp vanuit de elleboog

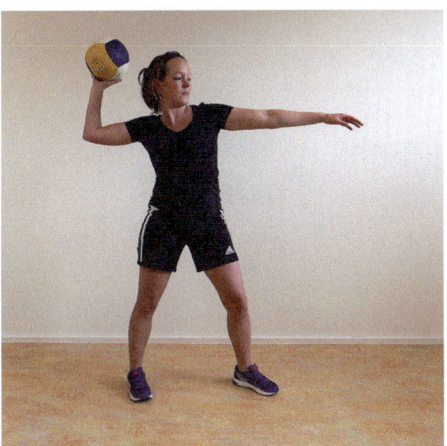

◘ **Figuur 16.13** Bovenhandse asymmetrische eenhandige worp vanuit de schouder en romp

16.4.9 Bovenhandse asymmetrische eenhandige sprongworp

Zie • fig. 16.14.

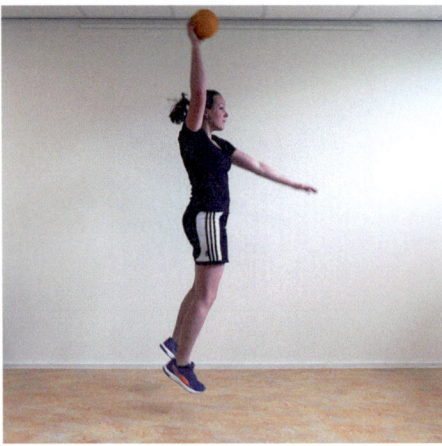

• Figuur 16.14 Bovenhandse asymmetrische eenhandige sprongworp. Zorg ervoor dat de romp goed indraait aan het begin van de worp

Literatuur

1. Edelaar M, Bult H, Meijer L, Fritz B. Het werp ABC - Revalidatieoefeningen voor de bovenhandse sporter met schouderklachten. Sportgericht. 2015;69(3):31–5.

Werptechniek

Koos van Nugteren

Samenvatting

Schouderblessures bij bovenhandse sporters ontstaan vaak door een verkeerd uitgevoerde techniek van gooien, opslaan of smashen. De illustraties in dit hoofdstuk tonen waar het vaak misgaat: de positie van de hand, het indraaien van de romp en de mate van retractie van de schouder. Verder wordt een aangepaste werptechniek getoond voor recreatieve sporters die steeds weer klachten krijgen als zij hun schouder in de late cocking-werphouding brengen.

Zie fig. 17.1 en 17.2.

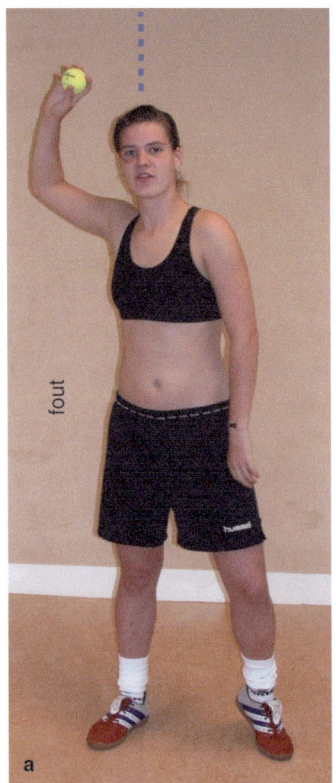
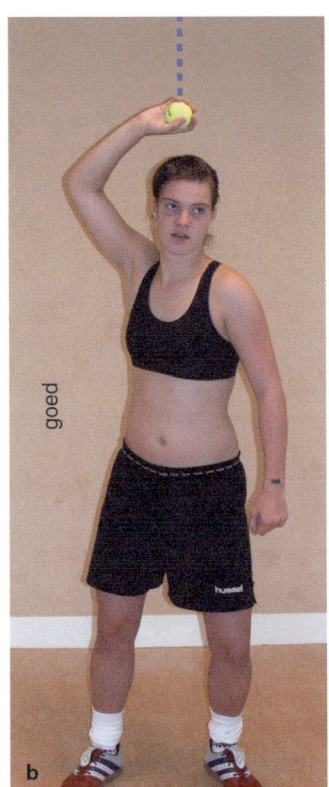
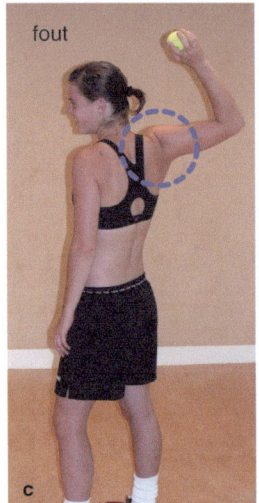
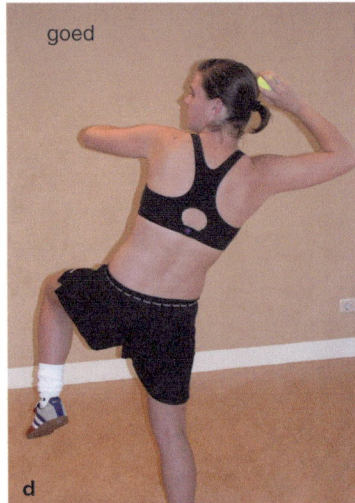
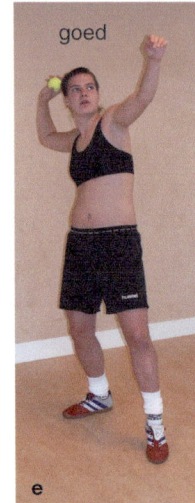

Figuur 17.1 De positie van de hand. **a** De hand bevindt zich te ver naar opzij. **b** De hand bevindt zich in de juiste positie: recht boven het hoofd. NB: In beide gevallen is de romp niet goed ingedraaid: de schouders bevinden zich dwars op de werprichting. Het indraaien van de romp. **c** De romp is onvoldoende ingedraaid. De schouders staan dwars op de werprichting en de elleboog bevindt zich achter de schouder (door glenohumerale retroversie). **d** en **e** De romp is nu wel goed ingedraaid: de schouders en de elleboog staan in één lijn met de werprichting

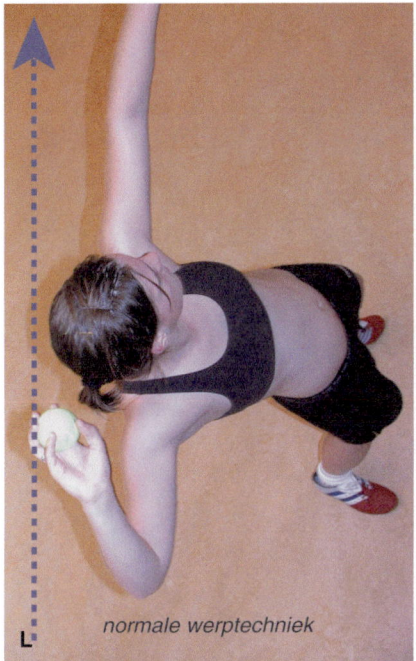 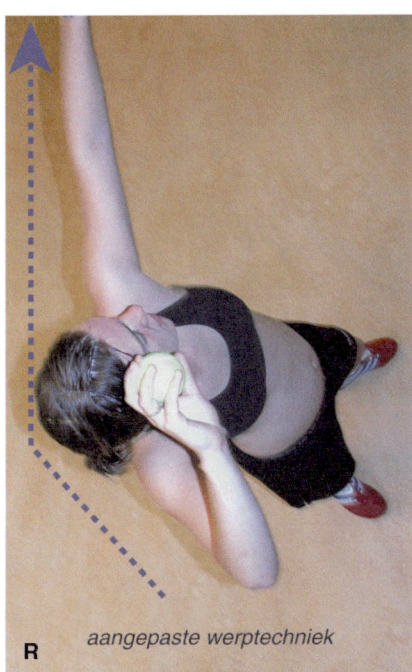

Figuur 17.2 **L** Uitgangshouding voor de worp bij normale werptechniek: de romp is goed ingedraaid en de scapula bevindt zich voldoende in retractie. **R** Aangepaste werptechniek voor mensen met instabiliteitsklachten: de romp wordt goed ingedraaid terwijl de elleboog zich steeds voor de schouder bevindt. Tijdens het werpen wordt de elleboog verder naar voren gebracht, gevolgd door de romp. Aangezien de prestaties hierdoor afnemen, is deze techniek vooral geschikt voor de recreatieve sporter

Posterieure instabiliteit

Patty Joldersma

Samenvatting

Het hoofdstuk begint met een casus van een vrouw die voorover op het ijs valt en haar schouder luxeert. Ondanks een succesvolle repositie van de humeruskop blijft de patiënt klachten houden. Bij het klinisch onderzoek wordt duidelijk dat er sprake is van een posterieure instabiliteit. De rest van het hoofdstuk bespreekt de oorzaken, diagnostiek en therapie van deze wat minder vaak voorkomende vorm van schouderinstabiliteit.

18.1   Voorbeeldcasus – 154
18.1.1   Klinisch onderzoek, drie maanden na het trauma – 154

18.2   Bespreking – 154
18.2.1   Stabiliteitstests – 155

18.3   Therapie – 155
18.3.1   Oefenprogramma – 155
18.3.2   Operatie – 156

Literatuur – 157

© Bohn Stafleu van Loghum, onderdeel van Springer Media B.V. 2018
K. van Nugteren, P. Joldersma en J. Otten (Red.), *Oefenprogramma's voor schouderaandoeningen*,
Orthopedische Casuïstiek, DOI 10.1007/978-90-368-1924-4_18

18.1 Voorbeeldcasus

Enkele maanden geleden viel een 35-jarige vrouw voorover op het ijs tijdens een schaatstoertocht. Ze voelde direct een felle, hevige pijn en kon haar arm niet meer bewegen. Ze hield haar arm het liefst tegen haar buik aan om zo min mogelijk pijn te hebben. Ze werd direct naar de eerste hulp gebracht, waar een posterieure luxatie werd vastgesteld. De schouderkop werd gereponeerd. Na een maand kon ze haar schouder weer tamelijk goed gebruiken, maar ze bleef last houden als ze op de arm steunde en als ze op de zij lag. Bij onverwachte bewegingen had zij soms het gevoel dat de schouder even uit de kom schoot.

18.1.1 Klinisch onderzoek, drie maanden na het trauma

- Abductie en exorotatie en endorotatie van de schouder zijn eindstandig pijnlijk, maar niet beperkt.
- Posterior load en shift test is positief; er bestaat een vergrote beweeglijkheid van de schouderkop in het glenohumerale gewricht in posterieure richting.
- Posterior stress test is positief.
- Jerk test (▶bijlage III) is positief; er is sprake van een kliksensatie zonder pijn.
- Kim test is positief; er is sprake van een kliksensatie zonder pijn.

18.2 Bespreking

Posterieure schouderinstabiliteit kan onderdeel zijn van een algehele (multidirectionele) instabiliteit of het kan ontstaan als gevolg van een posterieure schouderluxatie. Een posterieure luxatie heeft een ander ontstaansmechanisme dan een anterieure luxatie van de schouder. De luxatie naar posterieur ontstaat meestal als gevolg van een val met de arm in anteflexie, adductie en endorotatie, ofwel geforceerde adductie en axiale compressie (◘ fig. 18.1). Een andere mogelijke oorzaak is een plotselinge, krachtige contractie van de posterieure schouderspieren, zoals bij een epileptisch insult of elektroshock (elektrocutie bijvoorbeeld). Tijdens deze hevige spiersamentrekkingen overmeesteren de krachtige endorotatoren (m. latissimus dorsi, m. subscapularis en m. teres major) de zwakkere exorotatoren (m. infraspinatus en m. teres minor), waardoor er een extreme endorotatiestand ontstaat en de humeruskop naar achteren luxeert [1].

In zeldzame gevallen leidt een direct trauma tegen de voorzijde van de schouder (een frontaal inwerkende kracht) tot een posterieure luxatie [2].

Patiënten met posterieure instabiliteit van de schouder kunnen aangeven dat er pijn en een instabiel gevoel bestaan bij het belasten van de arm in anteflexie en endorotatie, zoals bij het steunen op de arm.

Door een posterieure schouderluxatie kan ook het labrum beschadigd raken. Afwezigheid van een labrumletsel betekent dat conservatieve therapie bij posterieure instabiliteit een goede kans van slagen heeft [3].

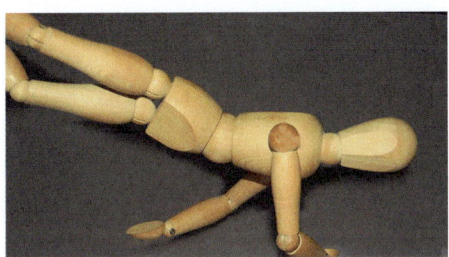

Figuur 18.1 Door een voorwaartse val met de arm in anteflexie, adductie en endorotatie, ofwel geforceerde adductie en axiale compressie, kan een posterieure schouderluxatie ontstaan

18.2.1 Stabiliteitstests

Posteroinferieure instabiliteit en letsel van het posteroinferieure labrum kunnen opgespoord worden met de jerk test en de Kim test. De Kim test komt min of meer overeen met de jerk test. Bij de jerk test wordt de arm in horizontale richting bewogen en bij de Kim test schuin naar boven (▶bijlage III). Een *niet-pijnlijke* klik tijdens de jerk test wijst op posterieure instabiliteit zonder labrumletsel. Een *pijnlijke* klik tijdens de jerk test wijst op posterieure instabiliteit met een labrumletsel. Interessant is dat het wel of niet hebben van pijn de prognose van conservatieve therapie bij posteroinferieure schouderinstabiliteit kan voorspellen. Als de patiënt geen pijn voelt tijdens de test (en wel een klik), is het labrum waarschijnlijk intact en dan heeft conservatief beleid goede kans van slagen.

Naast deze tests kunnen de posterior load and shift test en de posterior stress test gebruikt worden bij posterieure instabiliteit (▶bijlage III).

Posteroinferieure labrumletsels worden qua locatie verdeeld in meer inferieur of meer posterieur gelegen laesies. Uit onderzoek [4] blijkt dat de Kim test sensitiever is in het opsporen van inferieure labrumlaesies, terwijl de jerk test sensitiever is in het detecteren van posterieure labrumlaesies. Een combinatie van deze tests heeft een sensitiviteit van 97 % voor het opsporen van posteroinferieure labrumlaesies [4].

18.3 Therapie

Van belang is te beginnen met de patiënt te adviseren pijnprovocerende activiteiten te vermijden; voor anterieure instabiliteit betekent dit het vermijden van de werpbeweging (late cocking positie) en in geval van posterieure instabiliteit moet axiale druk tijdens de flexie-adductie-endorotatie beweging van de schouder vermeden worden (opdrukken, bankdrukken, steunen).

Instructies

18.3.1 Oefenprogramma

De oefentherapie van posterieure instabiliteit bestaat uit stabiliteitstraining. Het oefenprogramma dat wordt getoond in ▶H. 19 wordt als volgt opgebouwd:

Actieve oefeningen
Spierversterking achterste rotatorcuffspieren

Het actieve deel van de revalidatie wordt begonnen met rustige pendel- en exorotatieoefeningen.

De stabiliteitstraining van de schouder bestaat voor een belangrijk deel uit stabiliteits- en krachttraining van het glenohumerale gewricht: de rotatorcuffspieren. Waar men zich bij anterieure instabiliteit vooral richt op het versterken van de endorotatoren (m. subscapularis), is het bij posterieure instabiliteit vooral van belang om de kracht van de achterste rotatorcuffspieren, dus de exorotatoren (m. infraspinatus, m. teres minor) en de m. supraspinatus te trainen. Men wil met het trainen van deze spieren voorkomen dat de schouderkop nogmaals te ver naar posterieur beweegt. Natuurlijk dienen tevens de antagonisten, in dit geval de endorotatoren, getraind te worden om disbalans te voorkomen [5].

Steunoefeningen

Vervolgens worden op geleide van de pijn steeds zwaardere weerstandsoefeningen opgebouwd voor de stabiliserende spieren. In eerste instantie wordt er getraind in voor de patiënt veilige posities. Langzamerhand wordt er met de oefeningen toegewerkt naar instabiele, risicovolle positie. In het geval van posterieure instabiliteit is dat de anteflexie, adductie en endorotatie beweging, zoals het geval is bij het voorwaarts steunen op de arm bij push-ups en bankdrukken. Push-ups (gesloten keten) en bench-presses (open keten) zullen in eerste instantie dan ook vervelend of gevaarlijk aanvoelen voor de patiënt, aangezien het dorsale kapsel hierbij belast kan worden. Deze oefeningen mogen pas worden uitgevoerd zodra dit pijnvrij mogelijk is.

ADL

Voor een niet-intensief sportende patiënt die de schouder alleen gebruikt bij ADL-activiteiten, stopt de revalidatie na de normale steunoefeningen. Deze patiënten hoeven geen push-ups of bench-presses uit te voeren. De minder belastende steunoefeningen zijn al voldoende voor hen.

De steunoefeningen worden opgebouwd van zijwaarts naar voorwaarts. Tijdens de stabiliteitsoefeningen wordt gelet op de stabiliteit in zowel het glenohumerale gewricht als in het scapulothoracale gewricht.

Eindfase revalidatie sporter

Een wedstrijdsporter zal in een later stadium, als hij weer pijnvrij kan functioneren, sportspecifiek moeten trainen. Als voorbereiding hierop kunnen intensievere steunoefeningen opgegeven worden, zoals steunoefeningen met een speedladder.

Deze oefeningen worden alleen toegepast in de laatste fase van de revalidatie en zijn alleen geschikt voor personen die tijdens hun sport of dagelijkse werkzaamheden zwaar moeten steunen op hun armen. Sporters die dit nodig hebben zijn bijvoorbeeld mountainbikers, wielrenners, turners, breakdancers en powerlifters (onderdeel bankdrukken).

18.3.2 Operatie

Is er sprake van een labrumletsel, en dus van passieve posterieure instabiliteit, dan is deze moeilijk conservatief te behandelen en wordt een orthopedisch consult aangeraden. Vaak is dan artroscopisch herstel nodig van het posteroinferieure labrum en het achterste gewrichtskapsel. Dit wordt ook wel een posterieur Bankart repair genoemd [6].

Literatuur

1   Cicak N. Aspects of Current Management: Posterior dislocation of the shoulder. J Bone Joint Surg Br. 2004;86-B:324-32.
2   Rouleau DM, Hebert-Davies J. Incidence of associated injury in posterior shoulder dislocation: systematic review of the literature. J Orthop Trauma. 2012;26(4):246–51.
3   Kim SH, Park JC, Park JS, Oh I. Painful jerk test: a predictor of success in nonoperative treatment of posteroinferior instability of the shoulder. Am J Sports Med. 2004;32(8):1849–55.
4   Kim SH, Park JS, Jeong WK, Shin SK. The Kim test: a novel test for posteroinferior labral lesion of the shoulder–a comparison to the jerk test. Am J Sports Med. 2005;33(8):1188–92.
5   Tannenbaum E, Sekiya JK. Evaluation and management of posterior shoulder instability. Sports Health. 2011;3(3):253–63.
6   Riet R van, Verborgt O. Schouder en elleboog, chirurgie en postoperatieve revalidatie. Leuven/Den Haag: Acco, 2011. Hoofdstuk 8.

Oefenprogramma posterieure instabiliteit

Patty Joldersma

Samenvatting

Dit hoofdstuk toont een oefenprogramma voor patiënten met posterieure schouderinstabiliteit. Er wordt onderscheid gemaakt tussen niet-sporters, recreatieve sporters en wedstrijdsporters.

19.1 Inleiding – 160

19.2 Steunoefeningen voor de ADL – 160

19.3 Eindfase van de revalidatie van de recreatieve sporter – 163

19.4 Eindfase van de revalidatie van de wedstrijdsporter – 165
19.4.1 Wedstrijdsporters – 165

© Bohn Stafleu van Loghum, onderdeel van Springer Media B.V. 2018
K. van Nugteren, P. Joldersma en J. Otten (Red.), *Oefenprogramma's voor schouderaandoeningen*,
Orthopedische Casuïstiek, DOI 10.1007/978-90-368-1924-4_19

19.1 Inleiding

Het oefenprogramma is opgebouwd uit de volgende onderdelen:
1. Actieve oefeningen begin revalidatie: zie ▶H. 11.
2. Spierversterking achterste rotatorcuffspieren (m. infraspinatus, m. teres minor en m. supraspinatus): zie ▶H. 11.
3. Spierversterking voorste rotatorcuffspieren (m. subscapularis): zie ▶H. 11.
4. Steunoefeningen ADL-patiënt: ◘fig. 19.1, 19.2, 19.3, 19.4 en 19.5.
5. Eindfase van de revalidatie van de recreatieve sporter: ◘fig. 19.6, 19.7, 19.8, 19.9 en 19.10.
6. Eindfase van de revalidatie van de wedstrijdsporter: ◘fig. 19.11, 19.12, 19.13 en 19.14.

19.2 Steunoefeningen voor de ADL

Zie ◘fig. 19.1, 19.2, 19.3, 19.4 en 19.5.

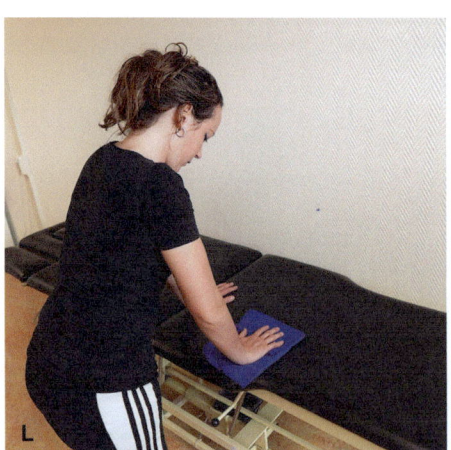 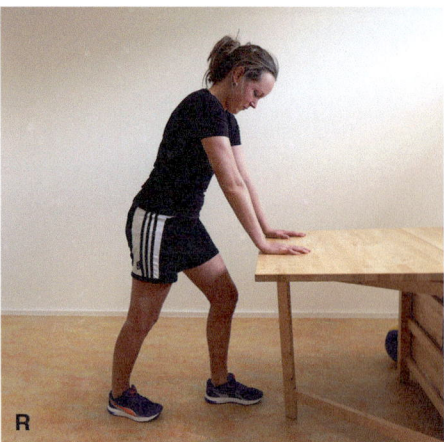

◘ **Figuur 19.1** **L** Steunend op een doekje op tafel: het doekje schuiven in voor-achterwaartse richting. **R** Steunend op tafel wordt de romp voorwaarts en achterwaarts bewogen

19.2 · Steunoefeningen voor de ADL

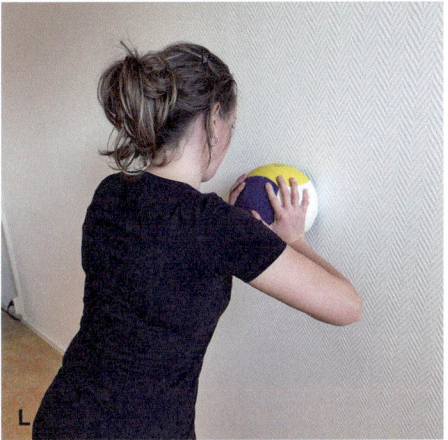 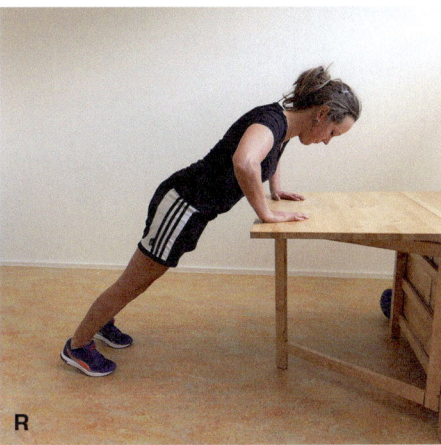

Figuur 19.2 **L** Wall push-up: op een stabiele en instabiele ondergrond. **R** Push-ups op tafel. Variaties: brede of smalle push-ups. Opbouw: van ondiep naar diep zakken

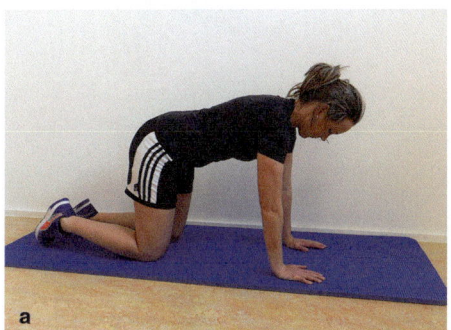 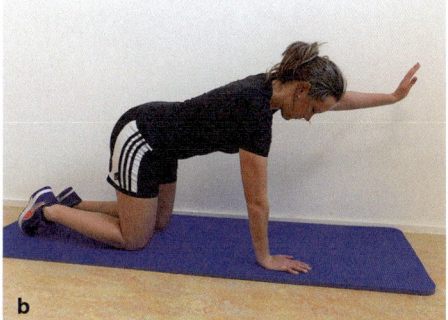

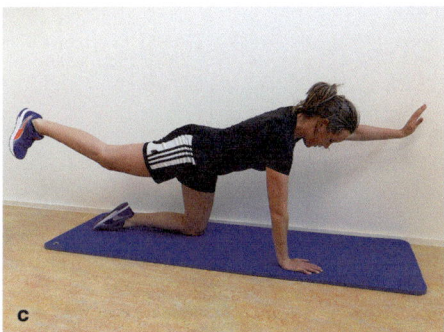

Figuur 19.3 **a** Steunen op handen en knieën. **b** Variatie: met één arm. **c** Variatie: met één arm en tegenovergestelde been

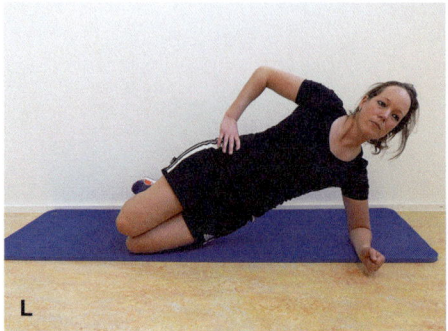
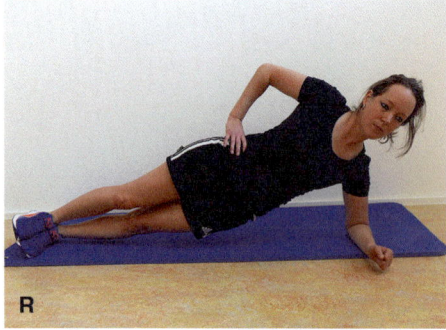

Figuur 19.4 **L** en **R** Side plank: steun op onderarm en knie (L) of voet (R). Houd dit enkele seconden vast of beweeg hierbij de heupen richting grond en terug omhoog

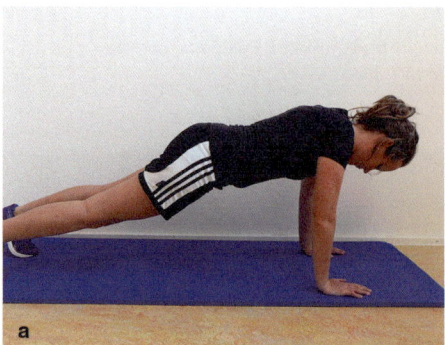
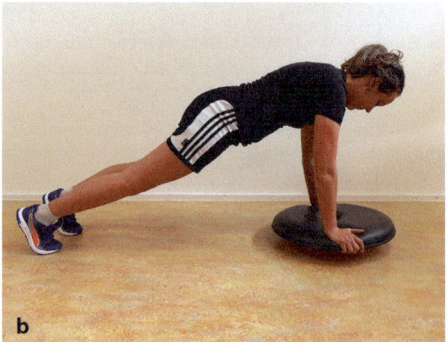
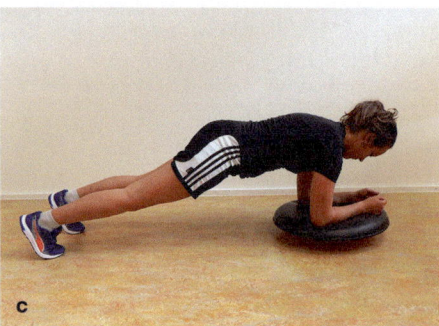

Figuur 19.5 **a** en **b** Push-uphouding steunen: steun in push-uppositie op een stabiele of instabiele ondergrond op handen of ellebogen. Beweeg eventueel met het lichaam afwisselend iets voor- en achterwaarts. **c** In de push-uphouding kan een protractie-retractie van de schouder uitgevoerd worden: zak vanuit de push-uppositie met de romp naar beneden en druk de romp vervolgens weer op naar boven terwijl de armen gestrekt blijven

19.3 Eindfase van de revalidatie van de recreatieve sporter

Zie ◘fig. 19.6, 19.7, 19.8, 19.9 en 19.10.

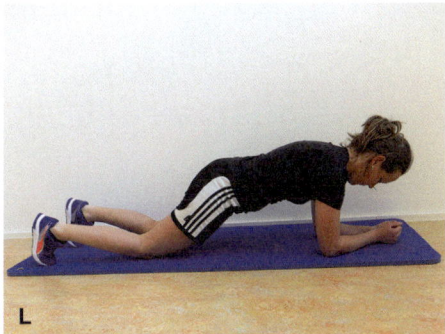 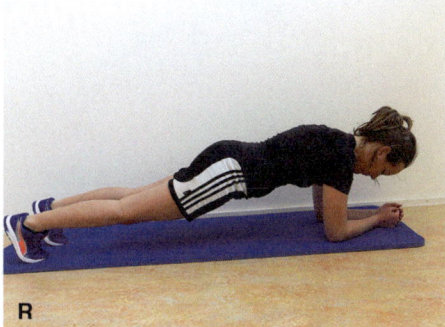

◘ **Figuur 19.6** **L** en **R** Planken: van steunen op de knieën (L) naar steunen op de voeten (R)

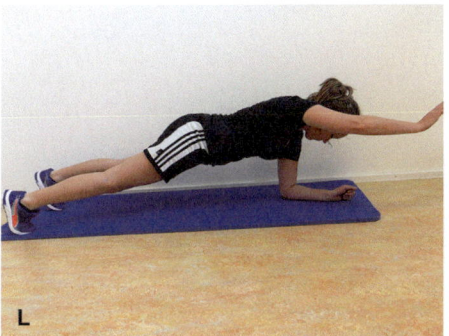 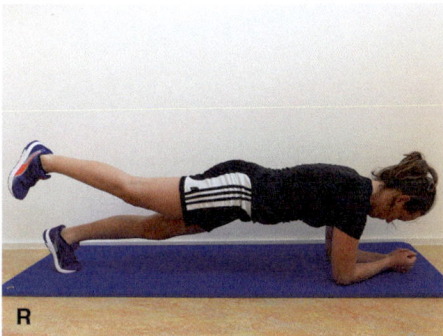

◘ **Figuur 19.7** **L** en **R** Planken: met één arm (L) of één been uitgestrekt (R)

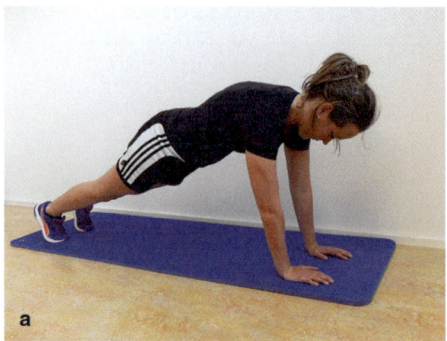 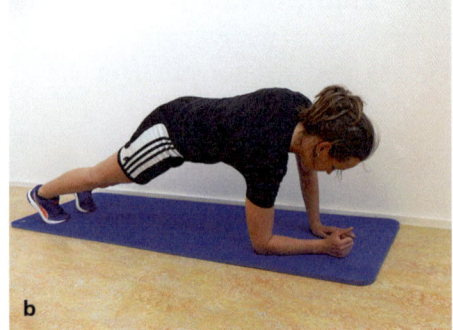
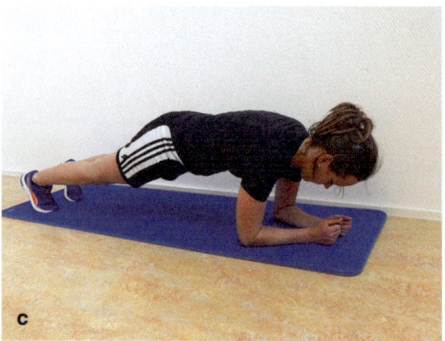 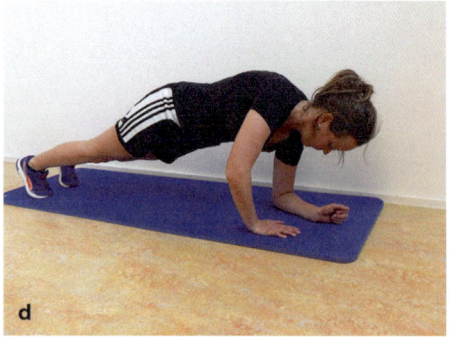

◘ **Figuur 19.8** Ellebogenwissel. **a** Steunen op handen en voeten in push-uppositie. **b** Steun vervolgens op de rechter elleboog en daarna (**c**) ook op de linker elleboog. **d** Duw je vervolgens omhoog met de rechterhand en vervolgens de linkerhand tot je weer in de beginpositie staat. Herhaal dit een aantal keren achter elkaar. Doe dit vervolgens ook beginnend met de andere arm

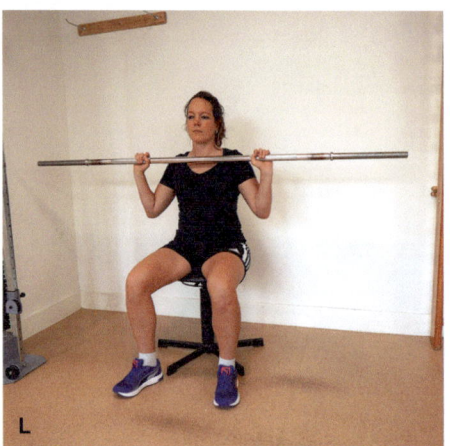 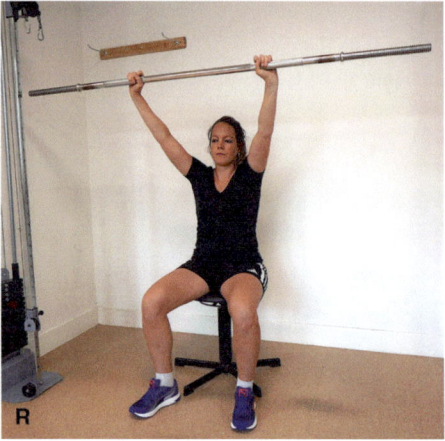

◘ **Figuur 19.9** **L** en **R** Military press in zit of stand: duw de halter schuin omhoog en vervolgens terug tot aan de borst. De oefening kan ook met dumbells uitgevoerd worden

19.4 · Eindfase van de revalidatie van de wedstrijdsporter

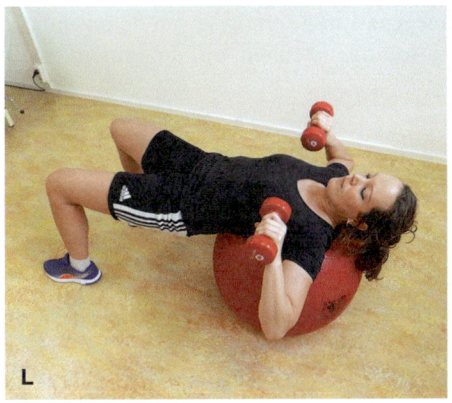 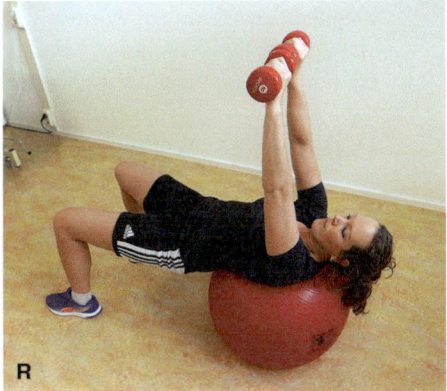

◘ **Figuur 19.10** L en R Dumbell press op Swiss ball: kan ook op een stabiele ondergrond uitgevoerd worden

19.4 Eindfase van de revalidatie van de wedstrijdsporter

Zie ◘ fig. 19.11.

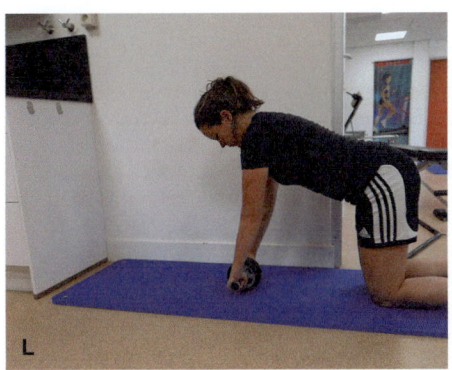 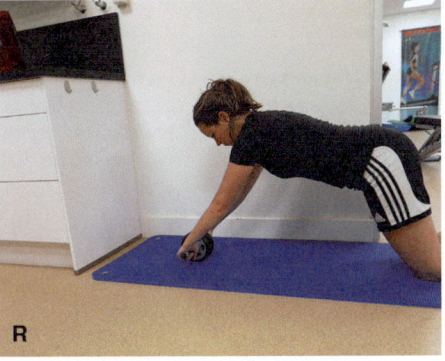

◘ **Figuur 19.11** L en R Abdominal roller: vanuit hand-kniestand steunen met gestrekte armen op de abdominal roller en armen en bovenlichaam voor- en achterwaarts bewegen. De rug mag hierbij niet doorzakken en scapulae moeten in protractie gehouden worden

19.4.1 Wedstrijdsporters

Wedstrijdsporters die veel moeten steunen op de armen, dienen in het eindstadium van de revalidatie getraind te worden om de schouders stabiel te houden tijdens steunen. Met een speedladder zijn, lopend op handen en voeten, allerlei oefeningen mogelijk.

De volgende oefeningen mogen pas worden toegepast als de stabiliteit van de schouder kan worden gewaarborgd door de musculatuur. Dit is nodig om een recidief van een posterieure luxatie te voorkomen. Men dient dus zeer voorzichtig te zijn met het opbouwen van de belasting. De hier besproken zwaardere speedladderoefeningen worden alleen toegepast in de eindfase van de revalidatie als de (top)sporter hoog belast moet kunnen steunen op de armen, zoals bijvoorbeeld bij turnen het geval is.

■■ **Aandachtspunten voor de techniek**
— Houd de romp zo recht mogelijk tijdens de oefeningen. Zak niet in vanuit de rug/heupen.
— Voorkom romprotatie tijdens de oefeningen.
— Houd de schouders in protractiestand: zowel tijdens de afzet als tijdens de landing van de arm. Dit om de m. serratus anterior zoveel mogelijk te activeren tijdens de oefeningen. Zak dus niet in vanuit de schouderbladen.

Zie ◘ fig. 19.12, 19.13 en 19.14.

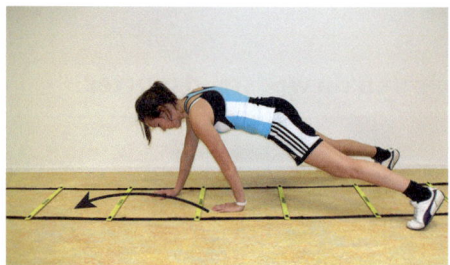

◘ **Figuur 19.12** Lengterichting lopen in speedladder, één hand per vak: staand in push-uppositie (protractie scapulae) in de lengterichting van de speedladder, waarbij de handen zich naast elkaar bevinden en de voeten breed staan. Verplaats om de beurt één hand per vak in voorwaartse richting. Tegelijkertijd verplaatsen de voeten zich naast de ladder mee. Kan ook in achterwaartse richting uitgevoerd worden

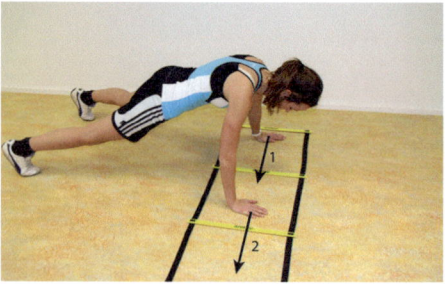

◘ **Figuur 19.13** Lopen in dwarse richting van de speedladder: staand in push-uppositie (protractie scapulae) dwars op de speedladder, waarbij de handen en voeten zich naast elkaar bevinden. Verplaats de handen om de beurt in zijwaartse richting naar het volgende vak. Begin de heenweg met de ene hand, de terugweg met de andere hand. Tegelijkertijd verplaatsen de voeten zich naast de ladder mee

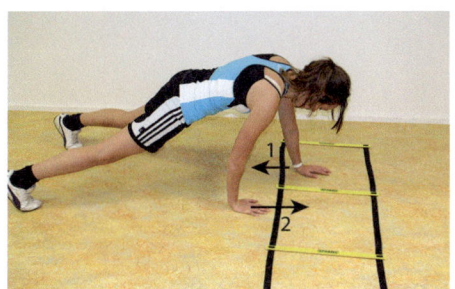

◘ **Figuur 19.14** Dwarse richting: voor-achterwaarts stappen: staand in push-uppositie (protractie scapulae) dwars op de speedladder, waarbij de ene hand zich in het eerst vak bevindt en de andere voor het tweede vak. Afwisselend stapt men nu met de handen, voor-achterwaarts, in en uit de speedladder. Kan ook in spreid- en sluitstand van de armen uitgevoerd worden

■■ **Opbouw**
- Langzaam → snel.
- Topsporters kunnen diverse speedladderoefeningen ook 'springend op de handen' uitvoeren, met twee handen tegelijk. Vanwege de hoge intensiteit van deze oefeningen worden deze alleen in bijzondere situaties toegepast.

Bijlagen

Bijlage I: Functieonderzoek van de schouder – 170

Bijlage II: Toegevoegde tests: impingementsyndroom – 174

Bijlage III: Stabiliteitstests – 177

Bijlage IV: Toegevoegde tests cuffruptuur – 183

Bijlage V: Toegevoegde tests bicepspees en labrum (SLAP-laesie) – 188

Eerder verschenen delen uit de serie Orthopedische Casuïstiek – 192

Register – 194

© Bohn Stafleu van Loghum, onderdeel van Springer Media B.V. 2018
K. van Nugteren, P. Joldersma en J. Otten (Red.), *Oefenprogramma's voor schouderaandoeningen*,
Orthopedische Casuïstiek, DOI 10.1007/978-90-368-1924-4

Bijlage I: Functieonderzoek van de schouder

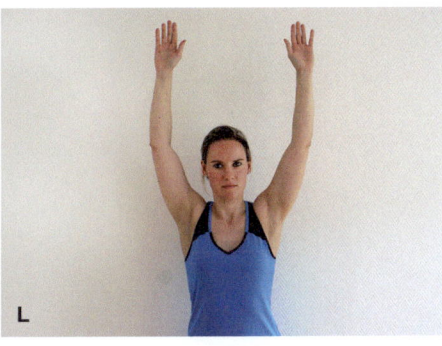 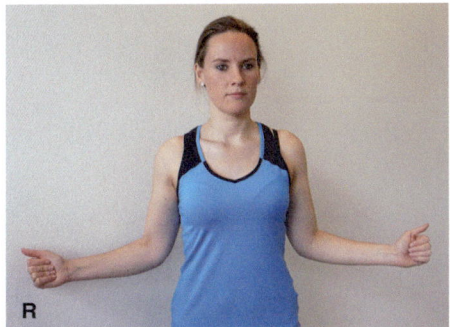

Figuur b1.1 **L** Actieve elevatie. **R** Actieve exorotatie

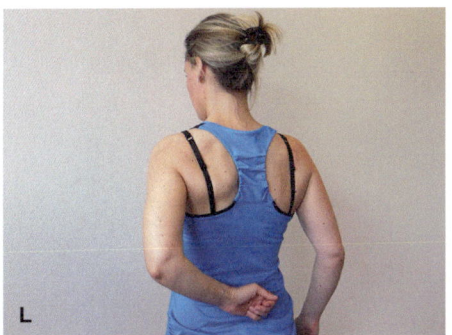 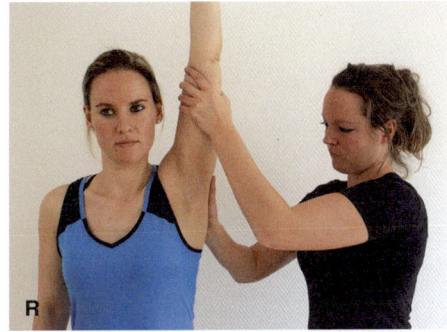

Figuur b1.2 **L** Actieve endorotatie. **R** Passieve elevatie

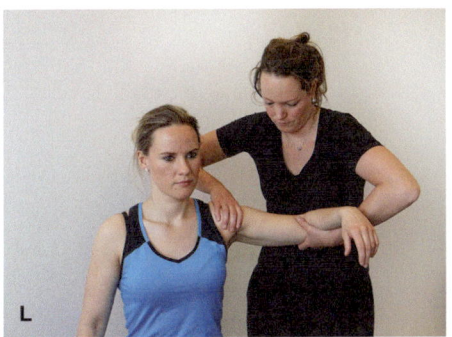 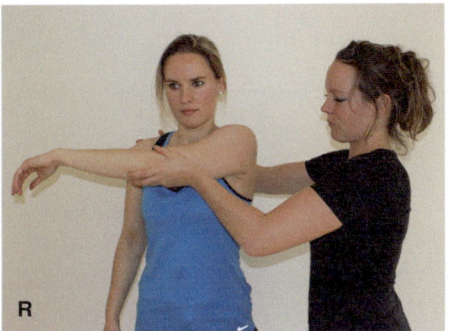

Figuur b1.3 **L** Passieve glenohumerale abductie. **R** Passieve horizontale adductie

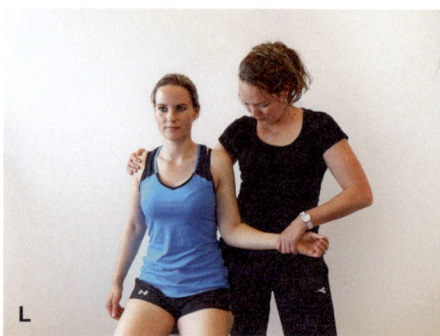 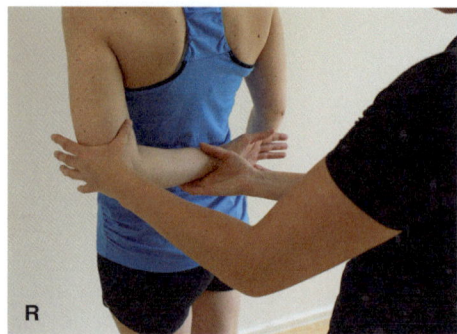

Figuur b1.4 **L** Passieve exorotatie. **R** Passieve endorotatie

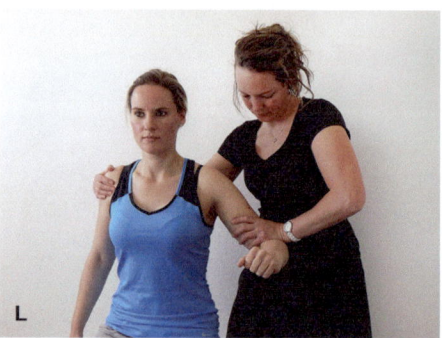 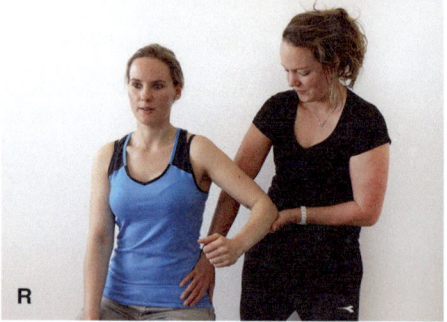

Figuur b1.5 **L** Weerstand abductie. **R** Weerstand adductie

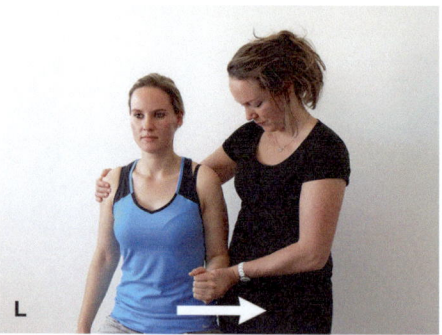 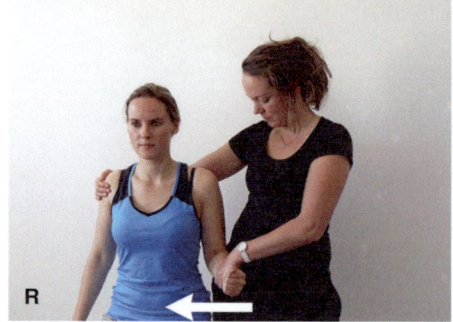

Figuur b1.6 **L** Weerstand exorotatie. **R** Weerstand endorotatie

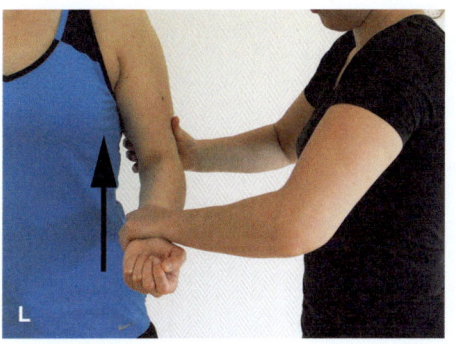 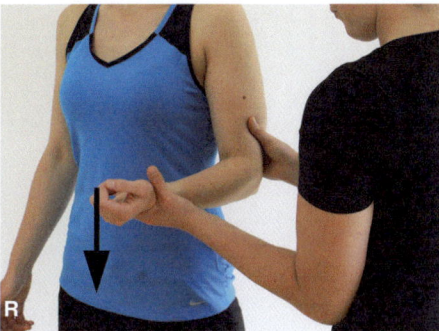

Figuur b1.7 **L** Weerstand flexie elleboog. **R** Weerstand extensie elleboog

Bijlage II: Toegevoegde tests: impingementsyndroom

Bijlage II: Toegevoegde tests: impingementsyndroom

▪▪ Painfull arc test

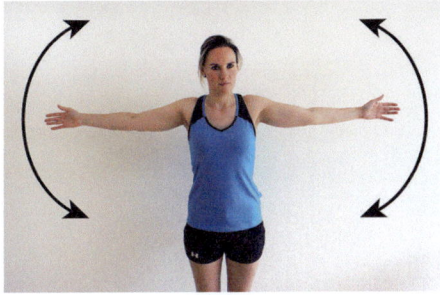

Figuur b2.1 De patiënt abduceert de arm(en) actief en volledig vanuit een neutrale positie. De test is positief als pijn optreedt tussen 60° en 120° abductie

▪▪ Exorotatie tegen weerstand

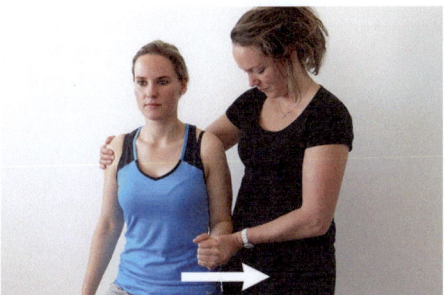

Figuur b2.2 De onderzoeker geeft weerstand tegen exorotatie van een 90° gebogen arm met de arm in neutrale positie. De test is positief als zwakte, pijn of beide optreden tijdens het geven van weerstand

▪▪ Empty can test (Jobe's test)

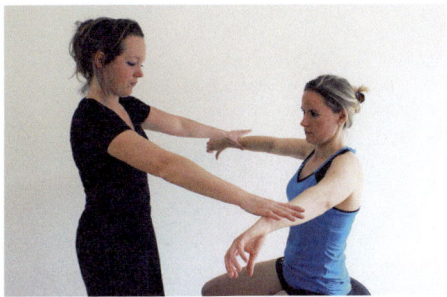

Figuur b2.3 De onderzoeker geeft weerstand tegen abductie van de geëndoroteerde arm(en), waarbij de duimen naar beneden wijzen en de armen zich in het scapulaire vlak bevinden. De test is positief als zwakte, pijn of beide optreden tijdens het geven van weerstand

Neer test

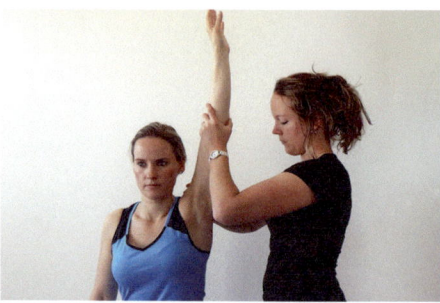

Figuur b2.4 De onderzoeker brengt de geëndoroteerde aangedane arm passief in anteflexie. De test is positief wanneer pijn in het anterolaterale aspect van de schouder wordt aangegeven

Hawkins-Kennedy test

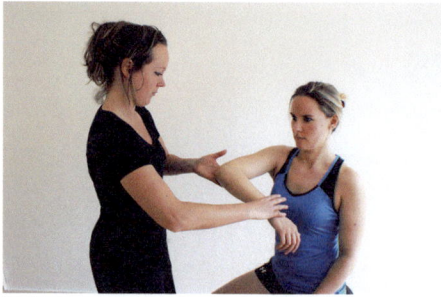

Figuur b2.5 De arm van de patiënt wordt 90° geëleveerd en de elleboog 90° gebogen. Vervolgens beweegt de onderzoeker de schouder passief naar endorotatie. De test is positief wanneer pijn optreedt tijdens de beweging naar endorotatie. Als variatie kan de test worden herhaald met de arm meer naar horizontale abductie of anteflectie

Yocum test

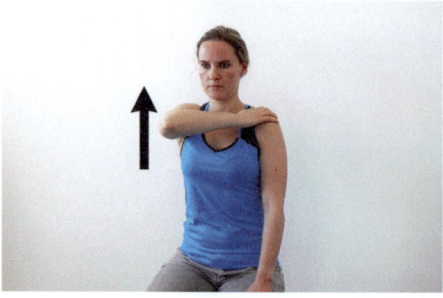 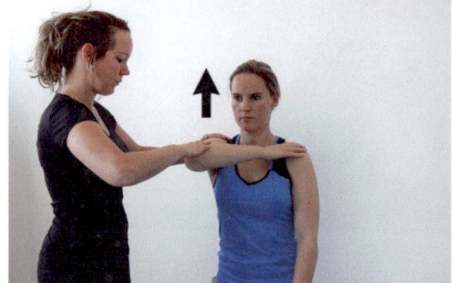

Figuur b2.6 De patiënt houdt de hand van de aangedane arm op de heterolaterale schouder. De patiënt eleveert de elleboog totdat de aangedane arm zich in het horizontale vlak bevindt. De test is positief als pijn optreedt tijdens het eleveren van de arm. De test is sensitiever als de onderzoeker weerstand geeft tegen elevatie

Bijlage III: Stabiliteitstests

▪▪ Apprehension test

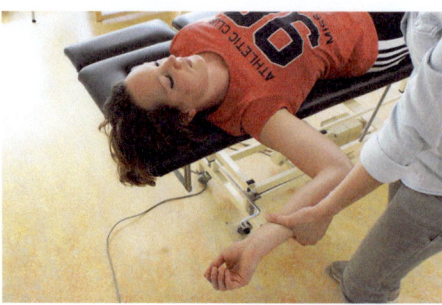

Figuur b3.1 De patiënt ligt in ruglig met de schouder in 90° abductie en in maximale exorotatiestand en de elleboog in 90° flexie. De onderzoeker omvat de elleboog en voert een horizontale extensie uit. De test is positief wanneer de patiënt de beweging niet toestaat/vreest

▪▪ Relocation test

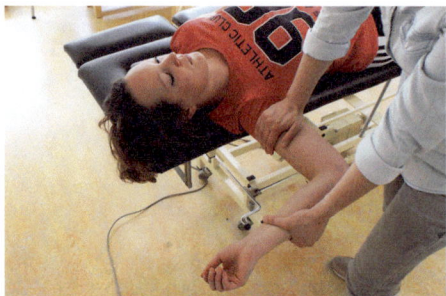

Figuur b3.2 De patiënt ligt in ruglig met de schouder in 90° abductie en de elleboog 90° geflecteerd. De onderzoeker voert opnieuw de horizontale extensie uit en transleert het caput humeri naar dorsaal. De test is positief wanneer de pijn- en/of vreesreactie door de dorsale translatie wordt gereduceerd

▪▪ Release test

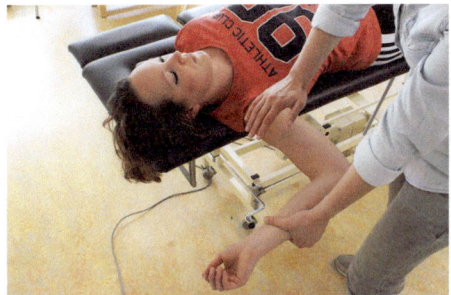

Figuur b3.3 De patiënt ligt in ruglig met de schouder in 90° abductie en de elleboog 90° geflecteerd. De onderzoeker onderhoudt de pijnreducerende druk naar dorsaal en haalt vervolgens de druk van de ventrale schouderkop weg. Als er opnieuw pijn optreedt, is de test positief

▪▪ Load and shift test

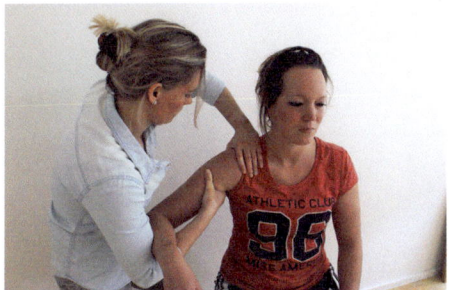

Figuur b3.4 De onderzoeker omvat de humerus vanaf mediaal, zo proximaal mogelijk en fixeert en controleert met zijn andere hand de clavicula en, via het processus coracoideus, de scapula. De patiënt wordt gevraagd door actief en isometrisch aan te spannen het caput humeri in de cavitas glenoidalis te centreren (*load*). Het caput humeri wordt vervolgens (na ontspanning van de patiënt) volledig passief naar ventraal c.q. dorsaal getransleerd (*shift*). De onderzoeker voelt hoe het caput humeri tegen het labrum aanloopt, oploopt en eventueel dreigt te (sub)luxeren

▪▪ Sulcus sign

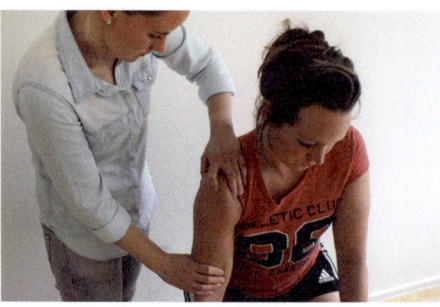

Figuur b3.5 De patiënt staat met de romp in 45° naar voren geflecteerd. De onderzoeker fixeert het schouderdak. Met de andere arm omvat hij de bovenarm distaal, proximaal van de epicondyl. Tijdens tractie aan de humerus palpeert de onderzoeker met zijn wijsvinger de ruimte die ontstaat lateraal tussen het caput humeri en het acromion (de sulcus)

▪▪ Internal rotation resistance strength test (IRRST)

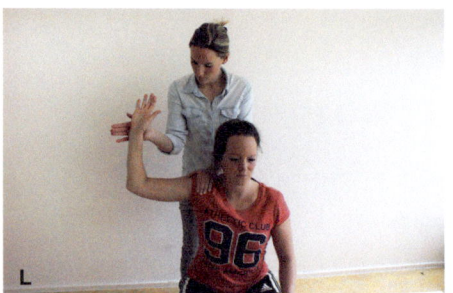 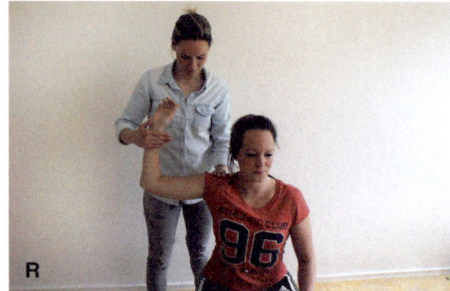

Figuur b3.6 **L** Weerstand tegen exorotatie. **R** Weerstand tegen endorotatie. De test is positief als de exorotatiekracht goed is en de endorotatiekracht verzwakt: dit kan duiden op een intern impingement

Crank test

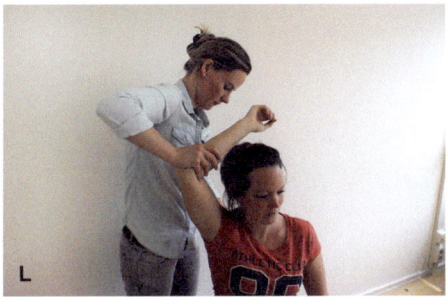 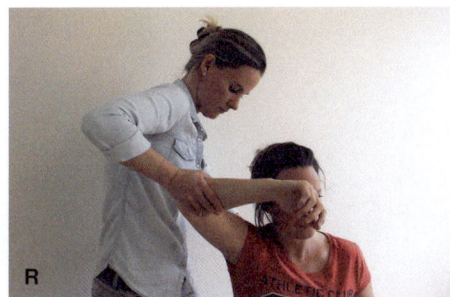

Figuur b3.7 **L** De onderzoeker flecteert de elleboog van de patiënt 90° en eleveert de arm van de patiënt in het scapulaire vlak tot ongeveer 160°. **R** De onderzoeker geeft vervolgens compressie en roteert de humerus om zijn as richting endo- en exorotatie. De test is positief bij herkenbare pijn en/of kliksensaties in het glenohumerale gewricht

Posterior stress test

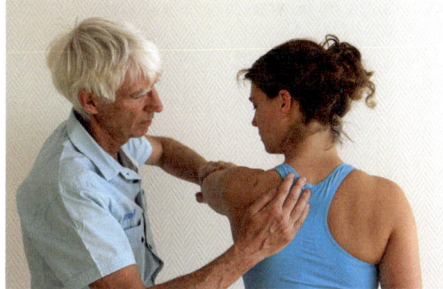

Figuur b3.8 Terwijl de patiënt de arm in anteflexie, endorotatie en 15° adductie houdt, oefent de onderzoeker posterieure druk op de schouder uit via de elleboog van de patiënt, terwijl de scapula wordt gefixeerd met de andere hand. Dit veroorzaakt compressie van de posterieure ligamentaire en labrale structuren. De test is pijnlijk bij een posterieur labrumletsel [1]

■■ **Jerk en Kim test**

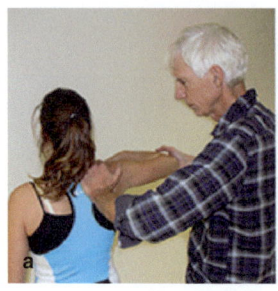 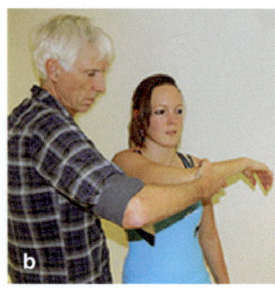 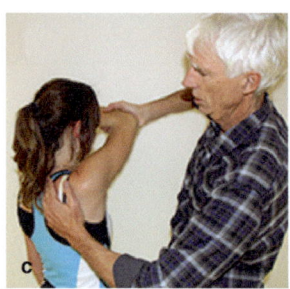

Figuur b3.9 **a** Beginpositie jerk en Kim test. Vervolgens wordt de arm onder axiale compressie naar de eindstand toe bewogen. **b** Eindpositie van de Jerk test: de onderzoeker beweegt de arm naar horizontale adductierichting totdat 15° adductiestand (de eindpositie) is bereikt. **c** Eindpositie van de Kim test (135° anteflexie). De test is positief wanneer er pijn en/of een schok of klik optreedt tijdens de beweging

Literatuur

1   Riet R van, Verborgt O. Schouder en elleboog, chirurgie en postoperatieve revalidatie. Leuven/Den Haag: Acco; 2011. Hoofdstuk 8.

Bijlage IV: Toegevoegde tests cuffruptuur

Lag tests

Bij de uitvoering van lag tests brengt de onderzoeker de arm van de patiënt in een bepaalde positie. Vervolgens laat hij de arm los. Wanneer de patiënt niet in staat is de uitgangspositie van de arm te handhaven, is de test positief.

▪▪ Infraspinatus lag test

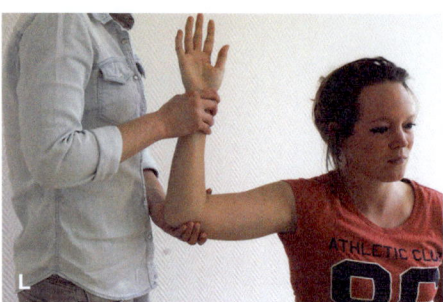 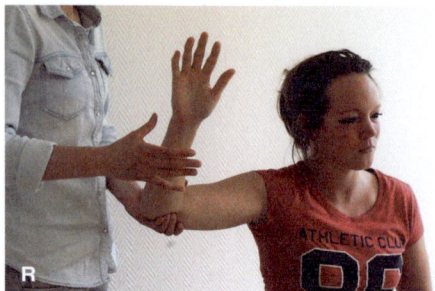

Figuur b4.1 **L** Uitgangshouding: de arm bevindt zich in 90° abductie en maximale exorotatie met de elleboog in 90° flexie. **R** Positieve test: de arm valt een stukje terug naar beneden. Als de arm minder dan 10° omlaag valt, is er sprake van een geïsoleerde ruptuur van de m. infraspinatus. Als de arm meer dan 10° omlaag valt, is er sprake van een gecombineerde supraspinatus/infraspinatusruptuur

▪▪ Supraspinatus lag test

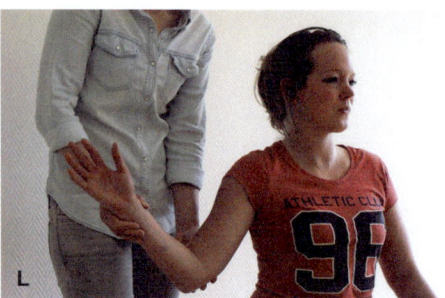 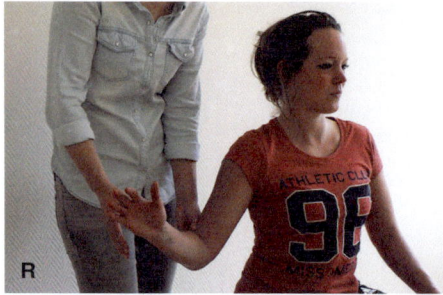

Figuur b4.2 **L** Uitgangshouding: De arm bevindt zich in 20° abductie en maximale exorotatie met de elleboog in 90° flexie. **R** Positieve test: de arm valt een stukje naar beneden. Als de arm minder dan 10° omlaag valt, is er sprake van een geïsoleerde ruptuur van de m. supraspinatus. Als de arm meer dan 10° omlaag valt, is er sprake van een gecombineerde supraspinatus/infraspinatusruptuur

Subscapularis lag test

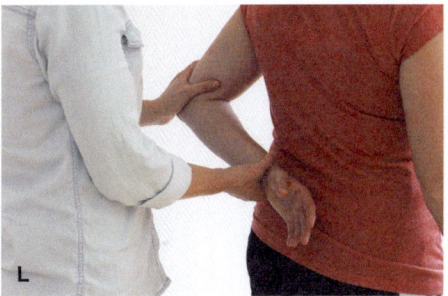 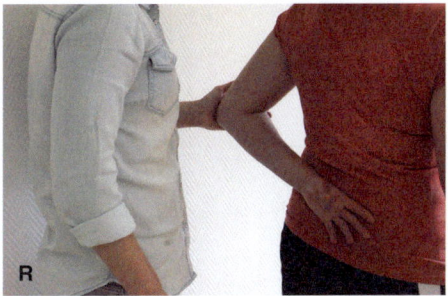

Figuur b4.3 **L** Uitgangshouding: de arm bevindt zich in maximale endorotatie met de arm achter de rug en de elleboog in 90° flexie. **R** Positieve test: de hand raakt vanzelf de rug. De kans is groot dat het om een totale ruptuur gaat.

Lift-off test (m. subscapularis)

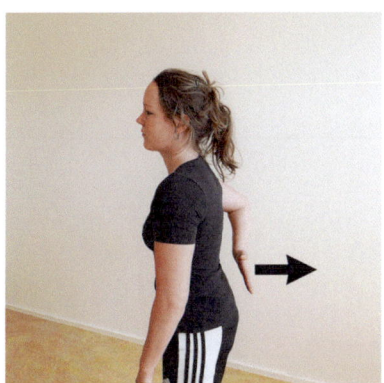

Figuur b4.4 De onderzoeker brengt de arm van de patiënt achter de rug met de elleboog in 90° flexie. De patiënt probeert de arm van de rug af te brengen naar achteren. De test is positief als dit niet lukt. De test is sensitiever als de onderzoeker weerstand geeft tegen de onderarm van de patiënt bij het naar achteren bewegen van de arm

Belly press test/Napoleon test (m. subscapularis)

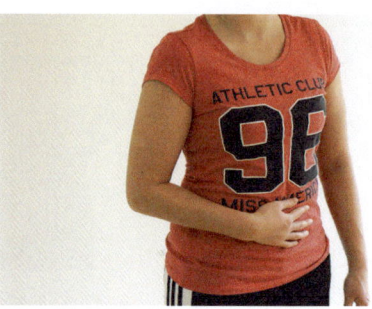

Figuur b4.5 De elleboog van de patiënt bevindt zich in 90° flexie met de hand voor de buik. De onderzoeker vraagt de patiënt de hand van de aangedane arm tegen de buik te drukken door middel van endorotatie. De test is positief als de elleboog tijdens het geven van weerstand naar achteren beweegt en achter de romp komt in plaats van naar buiten gedraaid blijft. Alternatieve uitvoering: de onderzoeker probeert de hand van de patiënt van de buik af te trekken: krachtsverlies wijst op een m. subscapularisruptuur

Bear hug test (m. subscapularis)

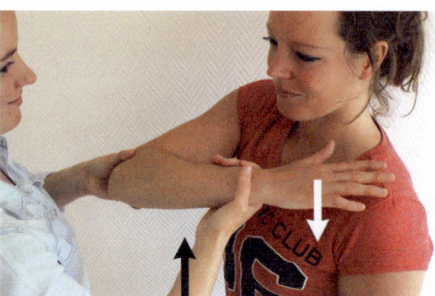

Figuur b4.6 De patiënt plaatst de hand van de aangedane arm op de tegenovergestelde schouder met de elleboog gebogen. De arm bevindt zich in 90° abductie. De onderzoeker probeert de hand van de schouder omhoog te trekken van de schouder af. De patiënt probeert de hand omlaag te bewegen zodat deze op schouder blijft liggen. De test is positief als de patiënt dit niet kan tegenhouden en de hand/onderarm omhoog wordt getrokken

Drop arm test (m. supraspinatus)

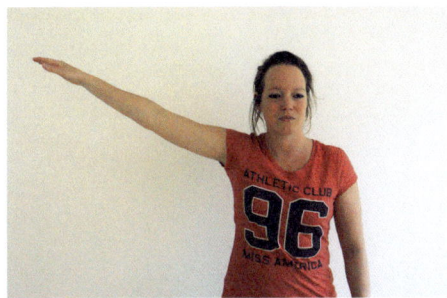

Figuur b4.7 De onderzoeker brengt de arm passief in elevatie. De patiënt laat de arm langzaam zijwaarts zakken. De test is positief als de arm de laatste 90° naar beneden 'valt'

Bijlage V: Toegevoegde tests bicepspees en labrum (SLAP-laesie)

Bijlage V: Toegevoegde tests bicepspees en labrum (SLAP-laesie)

Bij al deze tests wordt aan de origo van de lange kop van de m. biceps brachii getrokken. Een positieve test kan wijzen op bicepstendopathie, tendosynoviitis of een SLAP-laesie.

Test van O'Brien

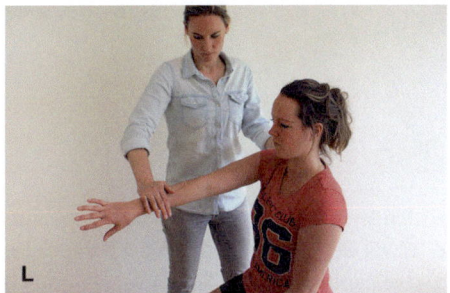
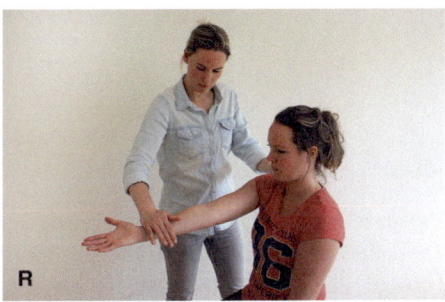

Figuur b5.1 **L** Geforceerde anterieure elevatie tegen weerstand, met de gestrekte arm in 10° adductie en endorotatie, lokt de pijn uit. **R** Dezelfde test met de duim omhoog (exorotatie) is niet pijnlijk

Upper cut manoeuvre

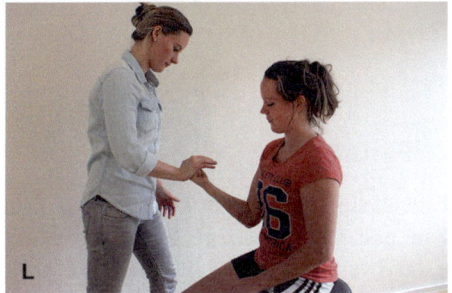
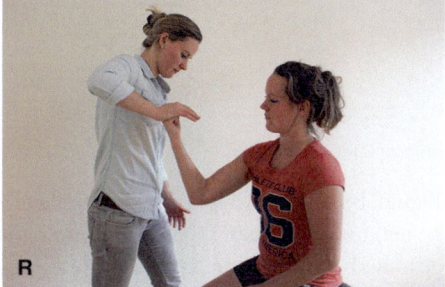

Figuur b5.2 **L** en **R** Dit is een dynamische test die wordt gedaan met de elleboog in 90° flexie en de onderarm in supinatie. De onderzoeker plaatst zijn hand over de vuist van de patiënt en geeft weerstand terwijl de patiënt zijn vuist richting de kin van de onderzoeker duwt. Een positieve test geeft pijn of een pijnlijke klik tijdens de beweging omhoog tegen weerstand

▪▪ Speed's test

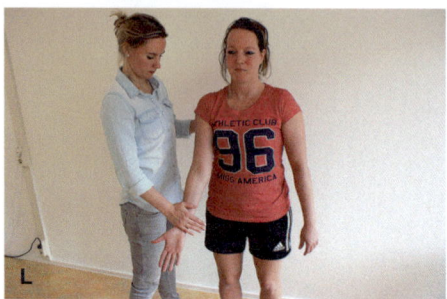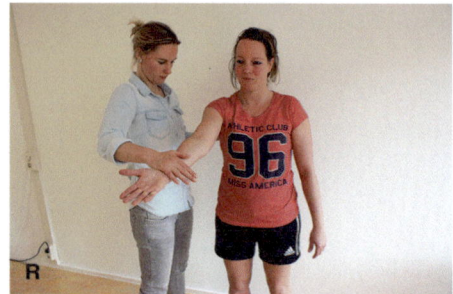

Figuur b5.3 **L** en **R** Deze test wordt gedaan met geëxtendeerde elleboog en de pols in supinatie. De onderzoeker geeft weerstand tegen anteflexie terwijl de patiënt de arm tot 90° anteflexie beweegt. Een positieve test geeft pijn rond de sulcus bicipitalis

▪▪ Yergason test

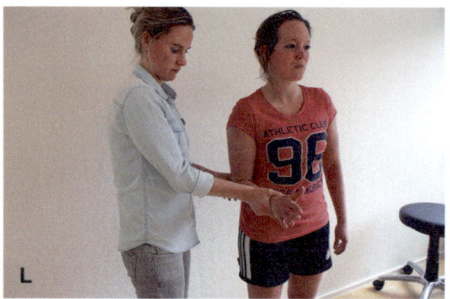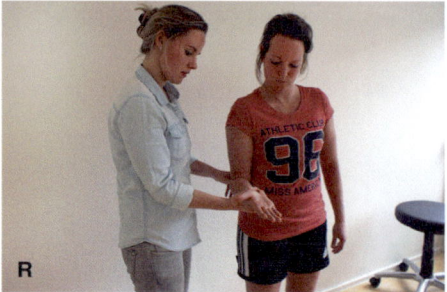

Figuur b5.4 **L** en **R** De test wordt gedaan met de elleboog in 90° flexie en de onderarm in maximale pronatie. De onderzoeker omvat de pols van de patiënt. De patiënt wordt gevraagd de onderarm te supineren tegen weerstand van de onderzoeker. De test is positief als pijn optreedt ter plaatse van de sulcus bicipitalis

Bijlage V: Toegevoegde tests bicepspees en labrum (SLAP-laesie)

▪▪ Biceps load II test

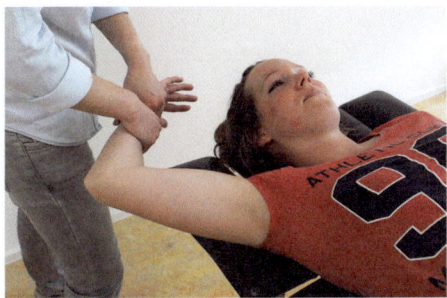

Figuur b5.5 De test wordt liggend gedaan met de schouder in 120° abductie, de elleboog in 90° flexie en de onderarm in supinatie. De onderzoeker omvat de elleboog en pols van de patiënt en de schouder wordt in maximale exorotatie gebracht. Daarna wordt de patiënt gevraagd om de elleboog tegen weerstand van de onderzoeker te flecteren. De test is positief als herkenbare pijn optreedt

Eerder verschenen delen uit de serie Orthopedische Casuïstiek

- De kwetsbaarheid van het jeugdige skelet: onderste extremiteit
- Onderzoek en behandeling van lage rugklachten
- Onderzoek en behandeling van peesaandoeningen: tendinose
- Onderzoek en behandeling van de hand: het polsgewricht
- Onderzoek en behandeling van de schouder
- Onderzoek en behandeling van de heup
- Onderzoek en behandeling van spieraandoeningen en kuitpijn
- Onderzoek en behandeling van de knie
- Onderzoek en behandeling van artrose en artritis
- Valkuilen in de orthopedische diagnostiek
- Onderzoek en behandeling van de voet
- Onderzoek en behandeling van middenhand en vingers
- Onderzoek en behandeling van anterieure kniepijn
- Onderzoek en behandeling van elleboog en onderarm
- Onderzoek en behandeling van de nek
- Onderzoek en behandeling van het bewegingsapparaat bij ouderen
- Onderzoek en behandeling van sportblessures van de onderste extremiteit
- Onderzoek en behandeling van het bekken
- Onderzoek en behandeling van de thorax
- Onderzoek en behandeling van sportblessures van de schouder
- Onderzoek en behandeling van sportblessures van arm en hand
- Onderzoek en behandeling van zenuwcompressie
- Kunstgewrichten: de heup
- Kunstgewrichten: knie en enkel
- Kunstgewrichten: bovenste extremiteit
- Onderzoek en behandeling van lage rugklachten, tweede, herziene druk.

Nadere informatie over *Orthopedische Casuïstiek* is te vinden op de website van:
- de uitgever: ▶www.bsl.nl
- de redactie van *Orthopedische Casuïstiek*: ▶www.orthopedischecasuistiek.nl

Register

Register

195 A–S

A

acquired instability overstress surgery (AIOS) 104
acromioclaviculaire gewricht 2
acromioclaviculaire letsel 3, 7
acromioclaviculaire luxatie 2
acromion 2, 48
adductieoefening 64
adductorenoefening 60
AIOS 104
AMBRI 104
anterieure instabiliteit 51, 104, 126
apprehension test 102
aquabag 129
artrodese 2
artrose 26, 42
atraumatic multidirectional bilateral rehabilitation inferior capsular shift (AMBRI) 104

B

Bankart laesie 104
bench-press 156
bicepspeesruptuur 85
bovenhandse sporter 102
brace 6
bursa subacromialis 48
bursitis 51

C

collageen 77
coracoclaviculaire ruimte 2
crepitatie 42
crossbody stretch 126

D

drop arm test 77
dumbelloefening 62

E

empty can test 48
endoprothese 45
excentrische krachttraining 60, 64

F

fibrosering 24
frozen shoulder 24, 32

G

GIRD 102, 126
glenohumeral internal rotation deficit (GIRD) 102, 126
glenohumerale artrose 32, 43
globale schouderspieren 80, 128

H

Hawkins-Kennedy test 48, 58

I

impingement 48
impingementsyndroom 26, 59
inflammatie 51
infraspinatus lag test 78

J

jerk test 154, 155
Jobe test 48

K

ketentraining 128
Kim test 154, 155

L

labrum glenoidale 82
labrumletsel 155
lange kop van de biceps 82
late cocking 105
ligamentum acromioclaviculare 4
ligamentum conoideum 4
ligamentum coracoacromialis 48
ligamentum coracoclaviculare 2
ligamentum trapezoideum 4
lokale spieren 106

M

m. biceps brachii 64
m. biceps brachii caput longum 82
m. deltoideus 48
m. deltoideus pars clavicularis 4
m. infraspinatus 64, 79
m. subscapularis 64, 79
m. supraspinatus 64, 79
m. teres major 154
m. teres minor 64
m. trapezius pars descendens 4
mm. rhomboidei 106

N

Neer test 48
neovascularisatie 59

O

ontstekingsfase 25

P

5P-systeem 106
pianotoetsfenomeen 2, 3
pivoter 106
pivoteren 106
Popeye sign 82, 83
positioner 106, 128
posterieur Bankart repair 156
posterieure schouderinstabiliteit 154
posteroinferieur labrumletsel 155
posteroinferieure schouderinstabiliteit 155
prednisonkuur 77
preparator 106
prestretchoefening 128
processus coracoideus 48
propellor 106, 128
protector 106

R

relocation test 102
rotatorcuffmusculatuur 50
rotatorcuffpees 51, 59
rotatorcuffruptuur 51, 58, 77–79
rotatorcuffspier 60, 64, 79, 127
rotatorcufftendinose 51, 58, 64
rotatorenmanchet 61
ruptuur 77

S

scapulafixator 106, 127
scapulaire dyskinesie 52
scapulothoracale spieren 105
SLAP-laesie 82, 84
sleeper stretch 126
sportspecifieke werptraining 128
stijfheidsfase 25

subacromiaal impingement-
    syndroom 48, 54
subacromiale ruimte 58, 61
superieure migratie 61
supraspinatus lag test 77

T

tapeconstructie 6
tendinitis 51
tendinitis calcarea 51
tendinose 58, 60, 62
thoracale wervelkolom 51
throwers paradox 126
traumatic unidirectional Bankart
    lesion surgery (TUBS) 104
tuberculum minus 79
tuberculum supraglenoidale 82
TUBS 104

W

werp ABC 128
werpbeweging 127

X

XCO 129

Y

Yocum test 58

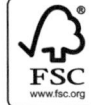

If you have any concerns about our products,
you can contact us on
ProductSafety@springernature.com

In case Publisher is established outside the EU,
the EU authorized representative is:
**Springer Nature Customer Service Center GmbH
Europaplatz 3, 69115 Heidelberg, Germany**

Printed by Libri Plureos GmbH
in Hamburg, Germany